在宅医療チームのための臨床検査

監修 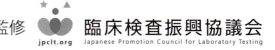 臨床検査振興協議会

じほう

序

　社会の様相の変化とともに、わが国の医療は「病院から地域へ」の転換を加速させつつあります。この時流を踏まえ、「在宅医療と臨床検査」に焦点をあてた「在宅臨床検査学」をまとめることになりました。本書は、在宅医療における現有の臨床検査、特に検体検査関連事項を概観することを目的としています。

　在宅医療は病院医療と異なった面を持ち、また多様で特有な職種と有機的な連携をとって提供されます。臨床検査学従事者も在宅医療の一員として参画できるでしょうし、検査に従事しない人にも在宅臨床検査の現状を見て頂くことが肝要と考えます。こうした意味では、本書は、在宅医療に関心のある全ての人を対象としている書籍と言っても過言ではありません。

　在宅医療の専門家や経験者は益々増えています。生活を支える医療の中で、臨床検査が役立つ場面は、あちらこちらで経験されてきています。今回は、どちらかと言えば、検体検査について取り上げていますが、在宅医療の実践においては生理機能検査が活躍する場面ももちろんあります。本書が、在宅医療設定への臨床検査の適応や将来的可能性を議論して頂くための一端となることを期待しています。

編著者を代表して

小谷和彦

編著者一覧

総編集
小谷和彦(日本臨床検査医学会、自治医科大学)
宮島喜文(日本臨床衛生検査技師会)

編著
佐守友博(日本臨床検査専門医会、株式会社日本食品エコロジー研究所)
賀来雅弘(日本臨床検査専門医会、すぎなみ東クリニック)
吉村洋一(日本衛生検査所協会)
坂本秀生(日本臨床衛生検査技師会、神戸常盤大学)
柿島博志(日本臨床衛生検査技師会)
板橋匠美(日本臨床衛生検査技師会)
秋本雅治(日本臨床検査薬協会)
池田勲夫(日本臨床検査薬協会)
田澤義明(日本臨床検査薬協会)

目 次

第1章 はじめに ……………………………………………………………………… 1
1. 日本の医療の現状と在宅医療 ……………………………………………………… 1
2. 在宅医療における診療報酬 ………………………………………………………… 7

第2章 在宅医療医の1日 …………………………………………………………… 23

第3章 在宅医療で用いられる臨床検査の概要 ………………………………… 27
1. 在宅医療で実施可能な検査
（臨床現場即時検査：POCT、診療所／病院内検査、外注検査など）………… 27
2. 在宅医療での疾病や病態から見た臨床検査の使い方 ………………………… 31

第4章 在宅医療における臨床検査（特にPOCT）の実態 ……………………… 35
1. 全国概況調査（ニーズと活用状況）……………………………………………… 35
2. 在宅医療を提供する側から見た在宅臨床検査 ………………………………… 36
3. 在宅医療を受ける側からみた在宅臨床検査 …………………………………… 42
4. 在宅医療と臨床検査の関わり ……………………………………………………… 46

第5章 今後の展望 …………………………………………………………………… 47
1. 在宅医療での臨床検査運用に求められる
臨床検査技師等の資格要件の在り方 …………………………………………… 48

資料 …………………………………………………………………………………… 51
コラム 正しい検査結果を得るために …………………………………………… 52
Q&A 在宅医療に用いられる臨床検査に係るQ＆A ………………………… 60
Appendix 在宅医療に用いられる検査試薬／装置と連絡先一覧表 ………… 64

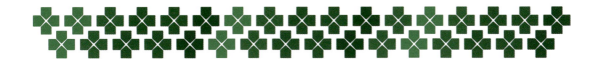

第1章　はじめに

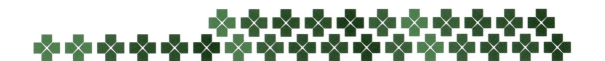

1　日本の医療の現状と在宅医療

1）医療の方向性

　わが国は2012年（平成24年）をピークに、少子超高齢を特徴とする人口減少社会を迎えつつある（図1-1）。今後、2030年（平成42年）には65歳以上の高齢者は3割強、さらに2055年（平成67年）には4割強になると予測されている。いわゆる「団塊の世代」が全て75歳以上となる2025年（平成37年）に向けて、社会保障制度の持続可能性を確保しつつ、安全・安心で質の高い医療を受けられるようにすることが望まれている。疾病構造の変化も踏まえて「治す医療」から「治し、支える医療」への転換が叫ばれるようにもなっている。同時に、住み慣れた地域で安心して生活を継続し、尊厳をもって人生の最期を迎えられることも志向されている。これには、地域の実情を考慮した総合的な医療政策の策定が急がれる。

第1章　はじめに

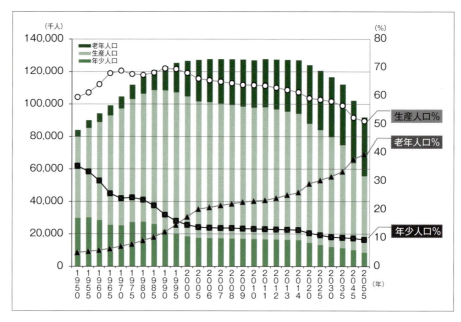

図1-1　わが国の年齢階層別人口の推移と予測
　　　　（国立社会保障・人口問題研究所「日本の将来推計人口」に基づき作成）

　医療資源を分配し、効率的な医療の提供を進めるために、特徴的かつ重要な基本的方向性が具体的に出てきた。以下にまとめる。

①地域医療構想（図1-2）にみるように、地域の医療機能に応じて、医療施設の分化を進める（高度急性期、急性期、回復期、慢性期）。慢性期の治療を経ての在宅医療への移行を拡充する（介護施設への移行ということもあり得る）。
②地域を基盤として、在宅ケアや介護を含む地域包括ケア（図1-3）に取り組み、地域のネットワークシステムとして強化する。病院の位置づけのほかに、かかりつけ医やかかりつけ歯科医を機能化することも含まれる。
③チーム医療を推進する。人材を確保し、質の高い多職種連携を行って、業務の効率化を図る。

日本の医療の現状と在宅医療

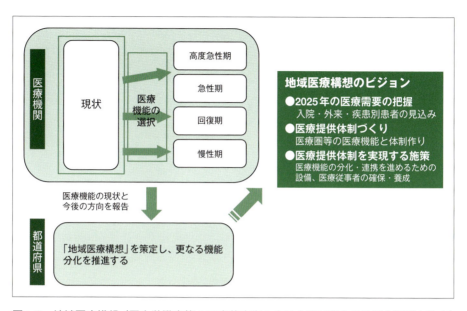

図1-2　地域医療構想（厚生労働省第1回療養病床の在り方等に関する検討会資料を改変）

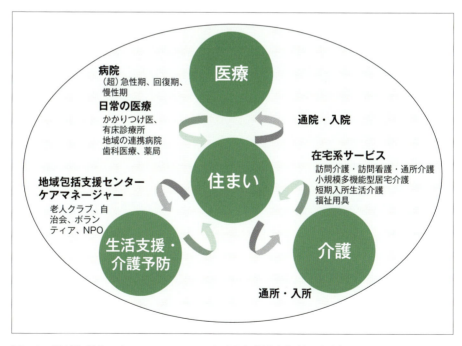

図1-3　地域包括ケアシステムのイメージ（厚生労働省資料を改変）

第1章　はじめに

このように、わが国の地域社会に合わせた医療提供体制づくりを醸成していくことになる。この中で在宅医療の占める位置の重要性も浮き彫りになってくる。

2) 在宅医療の状況

わが国では医療機関で死亡する人が多数を占めている（図1-4）。一方で、国民の多くは治る見込みがない病気になった場合に、最期を迎える場所として自宅を希望している（図1-5）。条件が整えば、在宅医療（あるいは入院までの在宅療養期間延長）に対するニーズは一層高まると想像される。

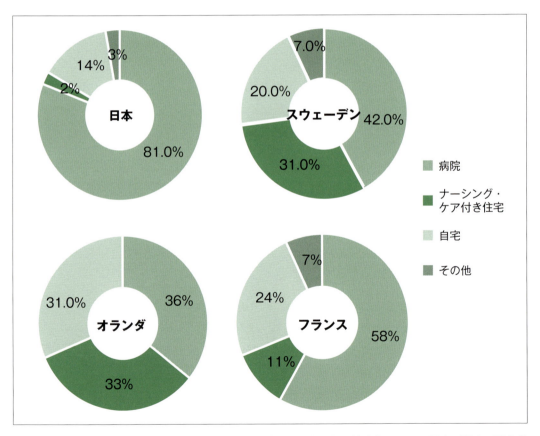

図1-4　高齢者が亡くなる場所（医療経済研究機構「要介護高齢者の終末期における医療に関する研究報告書」から改変）

日本の医療の現状と在宅医療

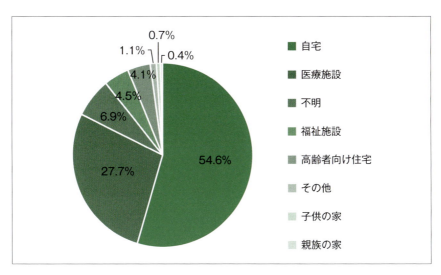

図1-5 不治の病気になった場合最期を迎えたい場所
　　　【平成24年度高齢者の健康に関する意識調査（内閣府）から改変】

　在宅医療はわが国の独自の医療として育ってきた。わが国で「在宅医療」が法的根拠をもったのは1992年（平成4年）の第2次医療法改正時である（それまでも実践していた医療機関はあったが）。その後、在宅医療は徐々に整備されてきており、医療機関にとって在宅医療を選択するインセンティブとなるような報酬制度が設けられた。2006年（平成18年）には新たに「在宅療養支援診療所」が評価されることになり、これまでに診療所の1割がその届け出を行う動きもみられている。在宅療養支援診療所の届け出は、連携強化型支援が2012年（平成24年）から特に伸びている（図1-6）。在宅歯科医療や在宅薬剤管理の提供量も増加傾向にある。

　在宅医療の体制には、退院支援・日常の療養支援・急変時の対応・看取りの4要素がある（図1-7）。在宅医療を受けている患者の医療依存度や要介護度は幅広く、疾病も多様である。1患者あたりの診療時間も当然、大いに異なる。訪問診療の提供については、外来の傍ら訪問診療を行う医療機関のほかに、訪問診療を中心に行う医療機関もみられる。高齢者住宅に居住する高齢者の増加に伴い、同一日に同一建物内でまとめて診療したり、医療機関に隣接・併設する住宅に訪問

第1章　はじめに

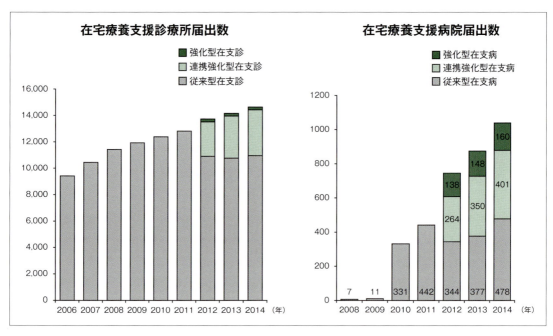

図1-6　在宅療養支援診療所・病院の届出数の推移（厚生労働省発表データに基づき作図）

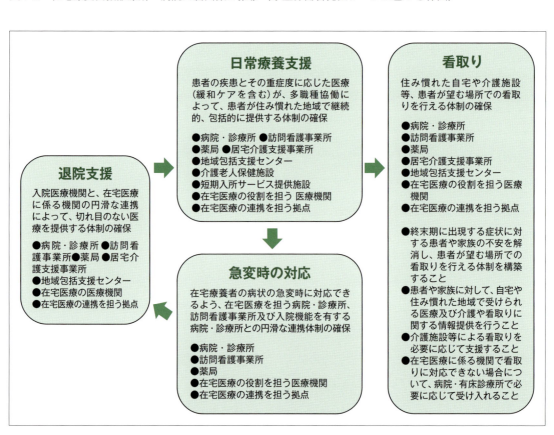

図1-7　在宅医療の体制（厚生労働省「在宅医療・介護安心2012」から改変）

診療を行ったりする形態もみられる。

　在宅医療の質・量、患者の家族にかかる負担などの課題については、依然として残っている。特に、在宅医療提供体制を推進するためには、基幹病院と診療所の連携や、保健、看護、介護サービスなどの連携、すなわち医療、保健、福祉・介護による地域包括ネットワークの構築が不可欠であり、一層の充実が期待されている。臨床検査技師も含めて人材確保においてさらなる対策も必要である。介護経験のある住民参加も必要であろう。

　また、在宅医療において、患者の疾病や状態に応じた評価を行うことは求められている。訪問看護に求められる機能（例えば24時間対応、ターミナルケア、重症度の高い患者の受け入れ）に対応する訪問看護ステーションへの評価ポイントとして、機能強化型訪問看護管理療養費が新設された（2014年[平成26年]）。他方で、小児の受け入れに不安を抱えているステーションは多い。医療依存度の高い高齢者や小児、難病患者が、住み慣れた地域での在宅生活を継続するためには、在宅療養生活を見据えた退院支援と在宅における重厚なケアが必要である。こうした患者が安心・安全に在宅療養に移行し、退院直後の一定期間に退院支援や訪問看護ステーションと連携するため、入院していた医療機関との共同訪問を評価する仕組みも検討すべきである。

2　在宅医療における診療報酬

1）診療報酬体系から見た在宅医療の評価

　診療報酬から見た在宅医療の推進は、1986年（昭和61年）に訪問診療の概念が導入されたことから始まる（寝たきり老人訪問診療料の新設、各種指導管理料の新設）。1992年（平成4年）には在宅医療の包括点数の原型となる寝たきり老人在宅総合診療料が新設された。さらに現在の在宅医療体制の考え方のもとと

第1章　はじめに

なる24時間対応に対して24時間連携加算が新設された。その後の大きな動きとしては、2006年（平成18年）の在宅療養支援診療所の創設と2012年（平成24年）の機能強化型在宅療養支援診療所・病院の創設が挙げられる。24時間体制や看取り数の報告が要件とされており、これらの診療所・病院が在宅医療の中心的な役割を担うことになる（**図1-8**）。一方で2014年（平成26年）度の改定では、行き過ぎた"まとめ診療"のモラルハザードを抑制する意味もあって要件の厳格化が加えられた（同一建物における複数訪問時の管理料の引き下げ）。2016年（平成28年）度の改定では、在宅医療専門の診療所を保険医療機関として認め、在宅医療の適正化として患者の状態や居住場所に応じたきめ細やかな評価を行う方針が示された。

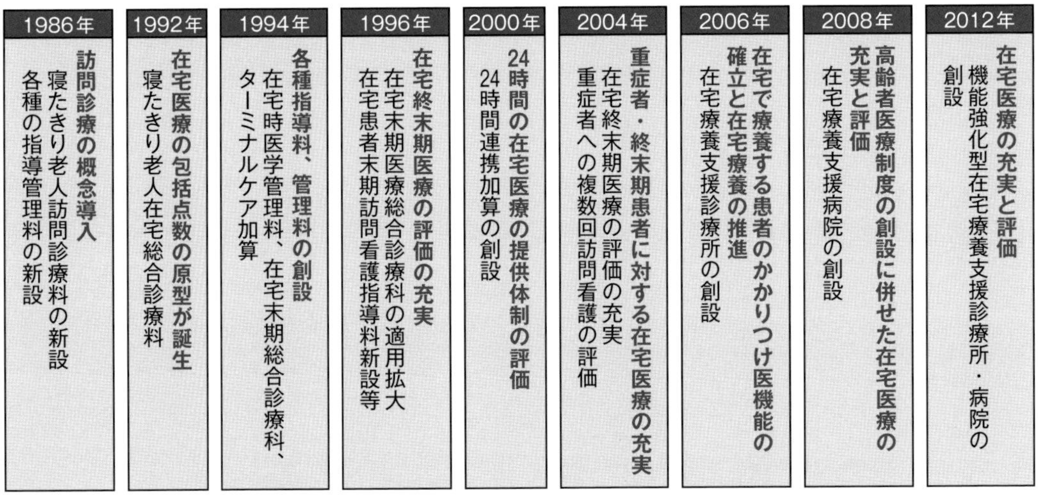

1986年	1992年	1994年	1996年	2000年	2004年	2006年	2008年	2012年
訪問診療の概念導入　寝たきり老人訪問診療料　各種の指導管理料の新設	在宅医療の包括点数の原型が誕生　寝たきり老人在宅総合診療料	各種指導料、管理料の創設　在宅時医学管理料、在宅末期総合診療科、ターミナルケア加算	在宅末期医療総合診療科の充実　在宅患者末期訪問看護指導料の適用拡大新設等	24時間の在宅医療の提供体制の評価　24時間連携加算の創設	重症者・終末期患者に対する在宅医療の評価　在宅末期医療の評価の充実　重症者への複数回訪問看護の評価	在宅で療養する患者のかかりつけ医機能の確立と在宅療養の推進　在宅療養支援診療所の創設	高齢者医療制度の創設に併せた在宅医療の充実と評価　在宅療養支援病院の創設	在宅医療の充実と評価　機能強化型在宅療養支援診療所・病院の創設

図1-8　診療報酬体系から見た在宅医療の評価（厚生労働省「在宅医療の最近の動向」を改変）

2）在宅医療における診療報酬を理解するために

　在宅医療の診療報酬は、①在宅時医学総合管理料と各種指導管理料、②往診・訪問診療料、③検査／注射／投薬／処置料など、④情報提供書／指示書料、⑤

ターミナルケアに関する診療料に大別される。この診療報酬を理解していく上で必要な用語について解説する。

（1）往診と訪問診療

「往診」はその都度の患者の求めに応じて出向く診療であり、「訪問診療」はあらかじめ医師が診療の計画を立て、患者の同意を得て定期的に患者の居宅に出向く診療であり、区別されている。どちらも在宅医療であるが、現在の在宅医療においては、訪問診療が中心である。

（2）在宅療養支援診療所

2006年（平成18年）の診療報酬に設けられた。高齢者ができる限り住み慣れた家庭や地域で療養しながら生活できるよう、さらに身近な人に囲まれて在宅での最期を迎えることも選択できるように設置されてきた。療養病床が在宅医療の拠点として機能を転換する場合の転換先の1つでもある。すなわち、医療機関の療養病床が診療所に移行する際の選択肢となる。

在宅療養支援診療所は、在宅医療における中心的な役割を担うこととし、患家に対する24時間管理の窓口となり、必要に応じて他の病院、診療所、薬局、訪問看護ステーションなどとの連携を図りつつ、24時間往診及び訪問看護を提供できる体制を構築し、届出要件を満たした上で地方厚生局または厚生局都府県事務所に届出ることが必要である。

在宅療養支援診療所の要件

- 保険医療機関たる診療所であること
- 当該診療所において、24時間連絡を受ける医師又は看護職員を配置し、その連絡先を文書で患家に提供していること
- 当該診療所において、又は他の保険医療機関の保険医との連携により、当該診療所を中心として、患家の求めに応じて、24時間往診が可能な体制を確保し、往診担当医の氏名、担当日等を文書で患家に提供していること

第1章　はじめに

- 当該診療所において、又は他の保険医療機関、訪問看護ステーション等の看護職員との連携により、患家の求めに応じて、当該診療所の医師の指示に基づき、24時間訪問看護の提供が可能な体制を確保し、訪問看護の担当看護職員の氏名、担当日等を文書で患家に提供していること
- 当該診療所において、又は他の保険医療機関との連携により他の保険医療機関内において、在宅療養患者の緊急入院を受け入れる体制を確保していること
- 医療サービスと介護サービスとの連携を担当する介護支援専門員（ケアマネジャー）等と連携していること
- 当該診療所における在宅看取り数を年に1回報告すること

などである。

2016年（平成28年）度の診療報酬の改定で

- 在宅医療を提供した患者数を、在宅医療及び外来医療を提供した患者の合計数で除した値が0.95未満であること

が施設基準として追加された。

（3）機能強化型在宅療養支援診療所・在宅療養支援病院

2012年（平成24年）の診療報酬改定で、機能を強化した在宅療養支援診療所が機能強化型在宅療養支援診療所として設けられた。要件は下記のとおりである。

> **施設基準**
> - 在宅医療を担当する常勤医師が3名以上
> - 過去1年間の緊急の往診実績が10件以上（2014年[平成26年]に5件から10件に改定された）
> - 過去1年間の看取り実績が4件以上（2014年[平成26年]に2件から4件に改

定された)

注) 他の連携保険医療機関(診療所又は200床未満の病院)との合計でも可(患者からの緊急時連絡先を一元化する等の要件を満たすことが必要)

(4) 在宅医療を専門に実施する在宅療養支援診療所

2016年(平成28年)度の改定で、在宅医療を専門に実施する在宅療養支援診療所に対する評価が新設された。

在宅医療を専門に実施する在宅療養支援診療所の施設基準

診療所であって、現行の機能強化型の在宅療養支援診療所の施設基準に加え、以下の要件を満たす必要がある。

- 在宅医療を提供した患者数を、在宅医療及び外来医療を提供した患者の合計数で除した値が0.95以上であること(1か月に初診、再診、往診又は訪問診療を実施した患者のうち往診又は訪問診療を実施した患者の割合が95%以上であること)
- 過去1年間に、5か所以上の保険医療機関から初診患者の診療情報提供を受けていること
- 当該診療所において、過去1年間の在宅における看取りの実績を20件以上有していること又は重症小児の十分な診療実績(15歳未満の超・準超重症児に対する総合的な医学管理の実績が過去1年間に10件以上)を有していること
- 施設入居時等医学総合管理料の算定件数を、施設入居時等医学総合管理料及び在宅時医学総合管理料の合計算定件数で除した値が0.7以下であること
- 在宅時医学総合管理料又は施設入居時等医学総合管理料を算定する患者のうち、要介護3以上又は当該管理料の「別に定める状態の場合」に該当する者の割合が50%以上であること

「別に定める状態の場合」という以下の付記もある。

① 以下の疾病等に罹患している状態

末期の悪性腫瘍、スモン、難病の患者に対する医療等に関する法律に規定する指定難病、後天性免疫不全症候群、脊髄損傷、真皮を超える褥瘡

② 以下の処置等を実施している状態

人工呼吸器の使用、気管切開の管理、気管カニューレの使用、ドレーンチューブ又は留置カテーテルの使用、人工肛門・人工膀胱の管理、在宅自己腹膜灌流の実施、在宅血液透析の実施、酸素療法の実施、在宅中心静脈栄養法の実施、在宅成分栄養経管栄養法の実施、在宅自己導尿の実施、植え込み型脳・脊髄電気刺激装置による疼痛管理、携帯型精密輸液ポンプによるプロスタグランジンI_2製剤の投与

(5) 在宅時医学総合管理料（在医総管）、施設入居時等医学総合管理料（施設総管）

在宅時医学総合管理料（在医総管）と施設入居時等医学総合管理料（施設総管）は、在宅医療における診療報酬の中核となる。

在医総管と施設総管は診療所又は在宅療養支援病院、在宅療養支援病院以外の200床未満の病院が届出できる。これらの医療機関が通院困難な患者に対し、本人の同意を得て計画的な医学管理のもとに月2回以上の定期的な訪問診療をする場合に、月1回に限り算定する。ただし、訪問回数については2016年（平成28年）度の改定で月1回の訪問診療による管理料が新設された。対象となる患者は、在医総管が自宅で生活する人、施設総管は有料老人ホーム、養護老人ホーム、軽費老人ホーム、特別養護老人ホーム、サービス付き高齢者向け住宅、認知症グループホームの施設で生活する人である。

3) 2014年（平成26年）度の診療報酬改定の要点

　在宅医療を担う医療機関の量的確保とともに、質の高い在宅医療を提供していくために、保険診療の運用上不適切と考えられる事例への対策も含めて、を主旨に在宅時医学総合管理料（在医総管）、特定施設入居時等医学総合管理料（特医総管）の点数が大きく変更された。具体的には、在医総管、特医総管について、同一建物における複数訪問時の点数を新設し、その点数は従来の管理料の約4分の1と大幅に引き下げられた。ただし、緩和措置として、その減額は、月1回以上訪問診療料の「同一建物以外の場合」（833点）を算定した場合には行わないとされた。すなわち、同一建物の訪問診療を月2回行った場合、1回が複数患者の診療であっても、もう1回が同一日に一人しか診療しない場合には、同一建物以外の管理料（従来と同じ点数）を算定できるとした。

4) 2016年（平成28年）度の診療報酬改定の要点

　2016年（平成28年）度の診療報酬改定で、在宅医療専門の診療所を保険医療機関として認めること、現行の在宅療養支援診療所の施設基準を追加し、この基準を満たさない場合には在医総管を減額すること、在医総管に月1回の訪問診療の場合の点数を新設することなどが大きな改定点である。

A) 在宅医療における重症度・居住場所に応じた評価

　基本的な考え方として「在宅医療では、比較的重症な患者から軽症な患者まで幅広い患者に対して診療が行われていることから、患者の状態や居住場所に応じたきめ細やかな評価を実施する」が明記された。これは2014年（平成26年）度改定の在宅医療の適正化をさらに進める方針と考えられる。具体的には、以下の点に示されている。

第1章　はじめに

1. 特定施設入居時等医学総合管理料（特医総管）について、当該管理料の算定対象となる対象施設を見直すとともに名称の変更を行う（**表1-1**）。

表1-1　特医総管、施設総管及び在医総管の対象施設（厚生労働省資料を改変）

現行	改定後
【特定施設入居時等医学総合管理料（特医総管）】 ① 養護老人ホーム ② 軽費老人ホーム ③ 特別養護老人ホーム ④ 特定施設	【施設入居時等医学総合管理料（施設総管）】 ① 養護老人ホーム ② 軽費老人ホーム ③ 特別養護老人ホーム ④ 有料老人ホーム ⑤ サービス付き高齢者向け住宅 ⑥ 認知症グループホーム
【在宅時医学総合管理料（在医総管）】 上記以外の住まい	【在宅時医学総合管理料（在医総管）】 上記以外の住まい ※改定前に在医総管を算定できた住居（特定施設以外の有料老人ホーム・サービス付き高齢者向け住宅、認知症グループホーム）に居住している患者は、平成29年3月末までは在医総管を算定できる。

2. 在医総管及び施設総管について、
(1) 月1回の訪問診療による管理料を新設
(2) 重症度が高い患者をより評価
(3) 「同一建物居住者の場合」の評価を、単一建物での診療人数によって細分化（単一建物診療患者が1人の場合、2～9人の場合、それ以外の場合の3つに分ける）

> **参考**
>
> 表1-2 「同一建物居住者の場合」及び「単一建物診療患者の人数」の取り扱い（厚生労働省資料を改変）

現行	同一建物居住者の場合	
対象項目	・在宅患者訪問診療料 ・在宅時医学総合管理料（在医総管） ・特定施設入居時等医学総合管理料（特医総管） 等	

↓

改定後	同一建物居住者の場合	単一建物診療患者の人数
対象項目	・在宅患者訪問診療料 等	・在宅時医学総合管理料（在医総管） ・施設入居時等医学総合管理料（施設総管）
定義	当該建築物に居住する複数の者に対して、保険医療機関の保険医が同一日に訪問診療を行う場合を、「同一建物居住者の場合」という	単一建物診療患者の人数とは、当該患者が居住する建築物に居住する者のうち、当該保険医療機関が在医総管又は施設総管を算定する者の人数をいう(※)

（※）単一建物診療患者の人数の算出には以下の例外がある。
- 1つの患家に同居する同一世帯の患者が2人以上いる場合は、患者ごとに「単一建物診療患者数が1人の場合」を算定する。
- 在医総管について、当該建築物において当該保険医療機関が在宅医学管理を行う患者数が、当該建築物の戸数の10％以下の場合及び当該建築物の戸数が20戸未満であって、当該保険医療機関が在宅医学管理を行う患者が2人以下の場合には、それぞれ「単一建物診療患者が1人の場合」を算定する。
- ユニット数が3以下の認知症対応型共同生活介護の対象施設については、それぞれのユニットにおいて、施設総管（2017年3月までは在医総管を含む）を算定する人数を、単一建物診療患者の人数とみなす。

B) 小児在宅医療に係る評価の推進

小児在宅医療に積極的に取り組んでいる保健医療機関を評価する観点から、機能強化型の在宅療養支援診療所及び在宅療養支援病院の実績要件として、看取り実績だけでなく、重症児に対する医学管理の実績を評価する。

C) 在宅医療専門の医療機関に関する評価

在宅医療の提供体制を補完するため、外来応需体制を有しない、在宅医療を専門に実施する診療所に関する評価を新設するとともに、現行の在宅療養支援診療所との関係を整理する。以下のような点が挙げられている。

第1章　はじめに

1. 健康保険法第63条第3項に基づく開放性の観点から、保健医療機関について、外来応需の体制を有していることが原則であることを明確化した上で、例外として在宅医療を専門に実施する場合であって、以下の要件を満たす場合には保険医療機関として開設を認めることとする。

＜在宅医療専門の医療機関の開設要件＞

(1) 無床診療所であること
(2) 在宅医療を提供する地域をあらかじめ規定し、その範囲（対象とする行政区域、住所等）を被保険者に周知すること
(3) 外来診療が必要な患者が訪れた場合に対応できるよう、地域医師会（歯科医療機関にあっては地域歯科医師会）から協力の同意を得ている又は(2)の地域内に協力医療機関を2か所以上確保していること
(4) 規定した地域内において在宅医療を提供していること、在宅医療導入に係る相談に随時応じていること、及び医療機関の連絡先等を広く周知していること
(5) 往診や訪問診療を求められた場合、医学的に正当な理由等なく断ることがないこと
(6) 診療所の名称・診療科目等を公道等から容易に確認できるよう明示したうえ、通常診療に応需する時間にわたり、診療所において、患者・家族等からの相談に応じる設備・人員等の体制を整えていること
(7) 緊急時を含め、随時連絡に応じる体制を整えていること

2. 在宅医療を専門に実施する在宅療養支援診療所に対する評価を新設する。施設基準は前項参照。
3. 現行の在宅療養支援診療所について、在宅医療を提供した患者数を、在宅医療及び外来医療を提供した患者の合計数で除した値が0.95未満であることを施設基準として追加する。
4. 在宅医療を専門に実施する保険医療機関であって、在宅療養支援診療所（在

支診）の施設基準を満たさないものは、在宅時医学総合管理料及び施設入居時等医学総合管理料について、在支診でない場合の所定点数の80／100に相当する点数により算定する。

＜経過措置＞

2016年3月31日時点で在宅療養支援診療所として届け出ている保険医療機関については、2017年3月31日までの間、基準を満たしているものとする。

D）休日の往診に対する評価の充実

在宅医療において、より充実した診療を行っている保健医療機関を評価する観点から、休日の往診に対する評価を新設する。具体的には往診料について、緊急や夜間・深夜に行う場合だけでなく、休日に実施した場合についても加算として評価を行う。

E）在宅医療における看取り実績に関する評価の充実

在宅医療において、実績に応じた評価を行う観点から、緊急往診及び看取りの十分な実績を有する在宅療養支援診療所及び在宅療養支援病院に対する評価の見直しを行う。具体的には、機能強化型の在宅療養支援診療所及び在宅療養支援病院のうち、緩和ケアに関する十分な経験を有し、十分な緊急往診や看取りの実績を有する保険医療機関に対する評価を新設する（在宅緩和ケア充実診療所・病院加算の新設）。以下に示す。

施設基準

(1) 機能強化型の在宅療養支援診療所又は在宅療養支援病院の届出を行っていること

(2) 過去1年間の緊急往診の実績を15件以上かつ在宅での看取りの実績を20件以上有すること

(3) 緩和ケア病棟又は在宅での1年間の看取り実績が10件以上の保険医療機関において、3か月以上の勤務歴がある常勤の医師（在宅医療を担当する医師

に限る）がいること

(4) 末期の悪性腫瘍等の患者であって、鎮痛剤の経口投与では疼痛が改善しないものに、患者が自ら注射によりオピオイド系鎮痛薬の注入を行う鎮痛療法を実施した実績を過去1年間に2件以上有するなど、オピオイド系鎮痛薬を用いた適切な鎮痛療法の実績があること

(5) 「がん診療に携わる医師に対する緩和ケア研修会の開催指針に準拠した緩和ケア研修会」又は「緩和ケアの基本教育のための都道府県指導者研修会等」を修了している常勤の医師がいること

(6) 院内等において、過去1年間の看取り実績及び十分な緩和ケアが受けられる旨の掲示をするなど、患者に対して必要な情報提供がなされている

5）在宅医療の診療報酬の基本構成

　在宅医療の診療報酬は、在宅時医学総合管理料（在医総管　表1-3）、施設入居時等医学総合管理料（施設総管　表1-4）、在宅患者訪問診療料（表1-5）、往診料（表1-6）が基本となる。これに患者の状態に応じて算定する報酬（在宅療養指導管理料、薬剤料、特定保険医療材料料、検査料、注射、在宅ターミナルケア加算など）、指示書関係、連携体制に関わる報酬が加わる。

　在宅患者訪問診療料は、通院が困難な者に対して計画的な医学管理のもとに定期的に訪問して診療を行った場合に週3回を限度に算定できる（表1-5）。往診料は患者の求めに応じて患家を訪問して診療を行った場合に算定する（720点）。なお診療に従事している時間内に緊急に行う往診、夜間・休日（深夜を除く）の往診、深夜の往診を行った場合には次に掲げる点数をそれぞれ所定点数に加算する（表1-6）。

表1-3 在宅時医学総合管理料（在医総管）（厚生労働省資料を改変）

区分	機能強化型在支診・在支病		在支診・在支病	それ以外
病床	病床あり	病床なし	—	—
在宅時医学総合管理料 (1) 別に厚生労働大臣が定める状態の患者に対し、月2回以上訪問診療を行っている場合 　① 単一建物診療患者が1人の場合 　② 単一建物診療患者が2〜9人の場合 　③ 単一建物診療患者が10人以上の場合	 5400点 4500点 2880点	 5000点 4140点 2640点	 4600点 3780点 2400点	 3450点 2835点 1800点
(2) 月2回以上訪問診療を行っている場合 　① 単一建物診療患者が1人の場合 　② 単一建物診療患者が2〜9人の場合 　③ 単一建物診療患者が10人以上の場合	 4600点 2500点 1300点	 4200点 2300点 1200点	 3800点 2100点 1100点	 2850点 1575点 850点
(3) 月1回訪問診療を行っている場合 　① 単一建物診療患者が1人の場合 　② 単一建物診療患者が2〜9人の場合 　③ 単一建物診療患者が10人以上の場合	 2760点 1500点 780点	 2520点 1380点 720点	 2280点 1260点 660点	 1710点 945点 510点
(4) 在宅緩和ケア充実診療所・病院加算 　① 単一建物診療患者が1人の場合 　② 単一建物診療患者が2〜9人の場合 　③ 単一建物診療患者が10人以上の場合	 400点 200点 100点			
(5) 在宅療養実績加算1 　① 単一建物診療患者が1人の場合 　② 単一建物診療患者が2〜9人の場合 　③ 単一建物診療患者が10人以上の場合			 300点 150点 75点	
(6) 在宅療養実績加算2 　① 単一建物診療患者が1人の場合 　② 単一建物診療患者が2〜9人の場合 　③ 単一建物診療患者が10人以上の場合			 200点 100点 50点	

※処方せんを交付しない場合は、300点を所定点数に加算する

表1-4 施設入居時等医学総合管理料（施設総管）（厚生労働省資料を改変）

区分	機能強化型在支診・在支病		在支診・在支病	それ以外
病床	病床あり	病床なし	—	—
施設入居時等医学総合管理料 (1) 別に厚生労働大臣が定める状態の患者に対し、月2回以上訪問診療を行っている場合 　① 単一建物診療患者が1人の場合 　② 単一建物診療患者が2〜9人の場合 　③ 単一建物診療患者が10人以上の場合	3900点 3240点 2880点	3600点 2970点 2640点	3300点 2700点 2400点	2450点 2025点 1800点
(2) 月2回以上訪問診療を行っている場合 　① 単一建物診療患者が1人の場合 　② 単一建物診療患者が2〜9人の場合 　③ 単一建物診療患者が10人以上の場合	3300点 1800点 1300点	3000点 1650点 1200点	2700点 1500点 1100点	2050点 1125点 850点
(3) 月1回訪問診療を行っている場合 　① 単一建物診療患者が1人の場合 　② 単一建物診療患者が2〜9人の場合 　③ 単一建物診療患者が10人以上の場合	1980点 1080点 780点	1800点 990点 720点	1620点 900点 660点	1230点 675点 510点
(4) 在宅緩和ケア充実診療所・病院加算 　① 単一建物診療患者が1人の場合 　② 単一建物診療患者が2〜9人の場合 　③ 単一建物診療患者が10人以上の場合	300点 150点 75点			
(5) 在宅療養実績加算1 　① 単一建物診療患者が1人の場合 　② 単一建物診療患者が2〜9人の場合 　③ 単一建物診療患者が10人以上の場合			225点 110点 56点	
(6) 在宅療養実績加算2 　① 単一建物診療患者が1人の場合 　② 単一建物診療患者が2〜9人の場合 　③ 単一建物診療患者が10人以上の場合			150点 75点 40点	

※処方せんを交付しない場合は、300点を所定点数に加算する

「別に厚生労働大臣が定める状態」
1. 以下の疾病等に罹患している状態
　末期の悪性腫瘍、スモン、難病の患者に対する医療等に関する法律に規定する指定難病、後天性免疫不全症候群、脊髄損傷、真皮を超える褥瘡
2. 以下の処置等を実施している状態
　人工呼吸器の使用、気管切開の管理、気管カニューレの使用、ドレーンチューブ又は留置カテーテルの使用、人工肛門・人工膀胱の管理、在宅自己腹膜灌流の実施、在宅血液透析の実施、酸素療法の実施、在宅中心静脈栄養法の実施、在宅成分栄養経管栄養法の実施、在宅自己導尿の実施、植え込み型脳・脊髄電気刺激装置による疼痛管理、携帯型精密輸液ポンプによるプロスタグランジンI_2製剤の投与

表1-5 在宅患者訪問診療料（厚生労働省資料を改変）

訪問診療料1（同一建物以外の場合）	833点
訪問診療料2（同一建物の場合）	203点

（算定要件）
① 同一建物の場合の訪問診療料（在医総管、特医総管）を算定した場合は、訪問診療を行った日における当該医師の在宅患者診療時間、診療人数、要介護度、認知症の日常生活自立度等について記録し、診療報酬明細書に添付すること
② 訪問診療を行うことについて患者の同意を得ること
③ 訪問診療が必要な理由を記載すること

表1-6 往診料とその加算（厚生労働省資料を改変）

区分		機能強化型在支診・在支病		在支診・在支病	それ以外
病床		病床あり	病床なし	―	―
往診料	日中の時間帯	720点			
各種加算	診療従事中の緊急往診	850点	750点	650点	325点
	夜間・休日（18時から翌朝8時まで）	1700点	1500点	1300点	650点
	深夜（22時から翌朝6時まで）	2700点	2500点	2300点	1300点
	在宅療養実績加算1、2	―	―	1：75点 2：50点	―
	在宅緩和ケア充実診療所・病院加算（緊急、夜間・休日又は深夜の往診）	100	100	―	―
	診療時間加算（1時間を超えた場合は30分又はその端数ごとに）	100点			
	死亡診断加算	200点			

※在宅療養実績加算、診療時間加算、死亡診断加算は、各加算の点数を明記すること。在宅療養実績加算1は機能強化型以外の在支診・在支病で過去1年間の緊急往診の実績が10件以上かつ看取りの実績が4件以上あること。宅療養実績加算2は機能強化型以外の在支診・在支病で過去1年間の緊急往診の実績が4件以上かつ看取りの実績が2件以上あること、緩和ケアに係る適切な研修を修了している常勤の医師がいること。

第1章　はじめに

　在宅医療において検体検査の診療報酬は、在宅時医学総合管理料などの管理料に加えて、検体検査料、検体検査判断料、採血料として算定する。今後高齢化社会を迎え、在宅医療を受ける患者が増加することになり、慢性疾患から急性期疾患の幅広い診療が在宅医療でも必要になってくる。様々な場面、目的に応じて在宅での検査の有用性が高まってくると思われる。検査料について在宅の診療報酬ではまだあまり議論されてきていないが、在宅医療を充実させるために、検査結果がその場で得られ、病態の把握や直ちに治療に反映できるPOCTのような検査の活用は、医療従事者にとっても患者にとっても利益をもたらすと思われる。診療報酬では、現在外来迅速検体検査加算が設けられているが、引き続き報酬面でも検討が望まれる。

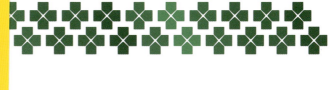
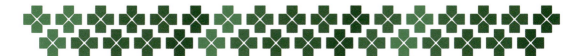
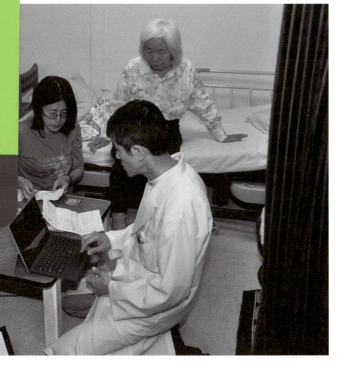

第2章　在宅医療医の1日

> 在宅医療の1日を例示する

AM8:45

朝は、まずミーティングから始まる。医師、看護師、医療相談員（MSW）、医療事務の職員全員が集まり、昨日の患者さんの動き（新規開始者、終了者、入退院、臨時往診など）、夜間のオンコール・往診の報告、本日の訪問スケジュール、各人の行動予定などが話し合われる。患者さんの情報や職員の予定を共有することは必須である。

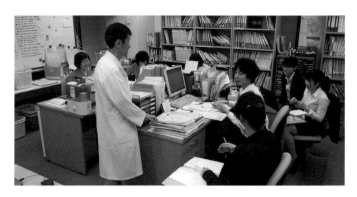

AM9:30

診療車に医師、看護師、運転手が同乗し訪問診療へ出発する。

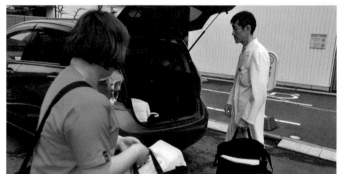

PM12:00頃

午前の訪問診療が終了し、クリニックへ戻る。カルテの記載、処方や文書の作成、電話連絡などを行う。

PM13:30

午後の診療へ出発する。

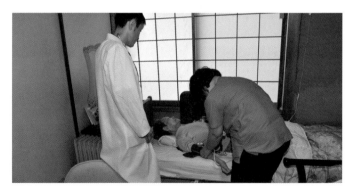

PM16:00〜17:30頃

午後の診療が終了し、クリニックでカルテの整理、文書の作成などを行う。

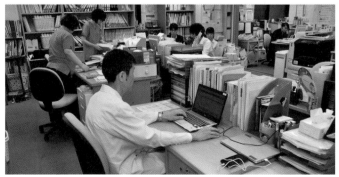

在宅医療医の1日

▶個人の在宅患者とグループホームや有料老人ホームなどの施設入居の患者さんに訪問診療を行う。

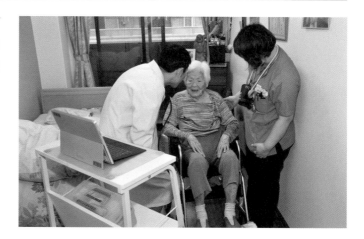

▼インスリン自己注射を行っている場合には血糖値の自己測定を患者さんあるいは家族が行う。

▼高齢者では寝たきりやおむつの使用によって尿路感染を起こしやすい。自己採尿が困難で導尿して尿検査を行う場合がある。

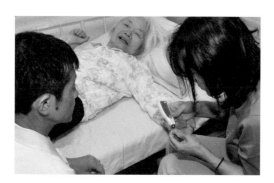
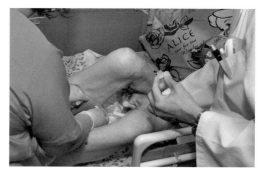

▼インフルエンザ感染症を疑わせる発熱があった場合、ベッドサイドでインフルエンザウイルスの迅速検査を行うことによって抗ウイルス薬を早期に処方できる。

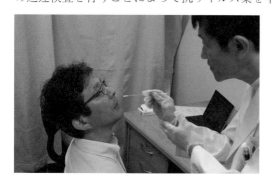
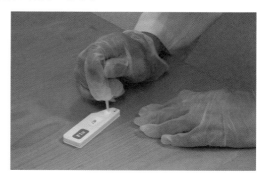

▶持ち運びの可能な検査機器を持参してベッドサイドで検査を行うことができる。凝固検査のコアグチェック®を用いてPT-INRを測定し、ワーファリンの投与量を調整できる。

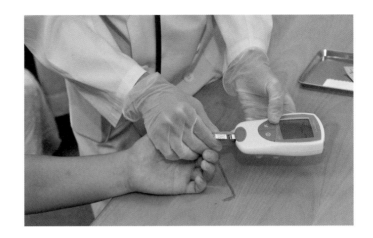

▶在宅医療では血液検査が主になる。採取した血液は検査センター（衛生検査所）に提出することもある。

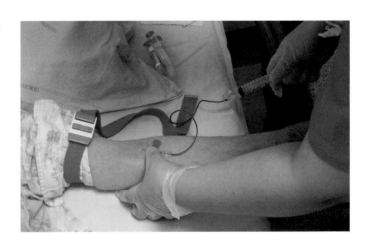

▶褥瘡のケアも重要である。褥瘡に感染を併発することがあり、発熱、排膿などの感染を疑わせる徴候が見られた時には必要に応じて培養検査を行う。

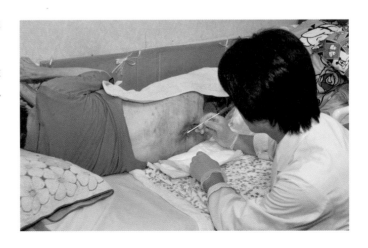

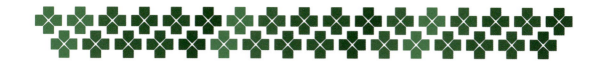

第3章　在宅医療で用いられる臨床検査の概要

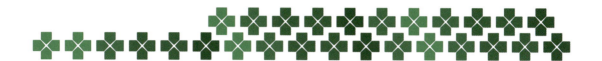

 在宅医療で実施可能な検査（臨床現場即時検査：POCT*、診療所／病院内検査、外注検査など）
*Point-of-Care Testing

1）在宅ケアで必要な検体検査項目

　　在宅患者では入院あるいは通院患者に比べて実施可能な検査項目は制限されるが、定期的な病態把握あるいは急な容態の変化を知る上で検査は重要である。以下に示したように、在宅ケアでは慢性期と急性期において実施すべき検査項目は異なっており、予測できる患者の状態に応じて予め実施すべき検査は準備される。

> **想定検査セット（例）**

慢性期
- ◆ 肝機能検査：総蛋白、アルブミン、総ビリルビン、AST、ALT、γ-GT、

Ch-E、LD
- ◆ 腎機能検査：総蛋白、クレアチニン、尿酸、尿素窒素、Na、Cl、K、尿検査
- ◆ 糖代謝検査：血糖、HbA1c
- ◆ 脂質代謝検査：総コレステロール、中性脂肪、HDL コレステロール、LDL コレステロール
- ◆ 心機能検査：総蛋白、AST、LD、CK、CRP、心筋トロポニン、BNP/NT-proBNP
- ◆ 栄養状態の検査：総蛋白、アルブミン、ヘモグロビン
- ◆ 抗凝固療法中のモニタリング：プロトロンビン時間（PT）
- ◆ 貧血（慢性）：白血球数、白血球分画、赤血球数、ヘモグロビン、ヘマトクリット、血小板数、網状赤血球数、総蛋白、蛋白分画、T-Bil、D-Bil、AST、ALT、LD、尿素窒素、クレアチニン、血清鉄、UIBC、フェリチン、ビタミン B_{12}、葉酸
- ◆ その他、薬物血中濃度など

急性期

- ◆ 出血（急性）：白血球数、赤血球数、ヘモグロビン、ヘマトクリット、血小板数、T-Bil、D-Bil、AST、ALT、LD、尿素窒素、クレアチニン、プロトロンビン時間（PT）、活性化部分トロンボプラスチン時間（APTT）、フィブリノーゲン、血中FDP、D－ダイマー、尿検査
- ◆ 感染症：重症度の判定として白血球数、CRP、プロカルシトニン、感染部位、起因病原体の推定としてインフルエンザウイルス検査、微生物検査、尿検査
- ◆ 心筋梗塞：白血球数、AST、ALT、LD、CK、CK-MB、CRP、心筋トロポニン
- ◆ 急性心不全、慢性心不全の急性増悪：白血球数、赤血球数、ヘモグロビン、ヘマトクリット、T-Bil、D-Bil、AST、ALT、LD、尿素窒素、クレアチニン、CK、CRP、BNP/NT-proBNP

参考文献
1) 臨床検査のガイドライン JSLM2015 検査値アプローチ／症候／疾患．日本臨床検査医学会ガイドライン作成委員会（編）．宇宙堂八木書店

2) 在宅医療で実施可能な検査方法と検査項目

　在宅療養患者に対して実施できる検査方法としては、POCT、施設内検査、外注検査の3つの選択肢があり、以下にそれぞれの特徴をまとめた。在宅医療では各検査方法の特徴を理解した上で、病態や診療目的あるいは検査の迅速性の有無に応じて、方法を選択し、実施することが肝要である。

(1) POCT

　持ち運びが容易な簡易検査法で、特別な設備や電源がなくても実施できる。最大の特長は検査結果を数分程度の短時間で得られることであるが、医療施設や外注検査センター（衛生検査所）で日常的に実施できる検査と比較すると感度や定量性については限界がある。したがって、本検査法は、容体が急変した場合や心筋梗塞や感染症のような迅速な判断を必要とする場合などで、有用な検査となる。しかし、APPENDIXの表1にまとめたように、現在、薬事承認され健康保険が適用された検査で在宅医療でも実施可能なPOCTの検査分野は広く、その項目も多く、慢性期の病態把握の目的としても広く使用が可能である。

POCTで可能な検査分野

- ◆ 生化学検査、糖尿病関連検査、尿検査、感染症検査、心筋マーカー検査、炎症性マーカーCRP検査、白血球数、電解質検査、呼吸機能検査、経皮ガス検査、アンモニア検査、血液凝固検査、癌スクリーニング検査、妊娠診断、超音波検査

　なお、尿検査、感染症検査、心筋マーカー、白血球数検査などでは専用の装置と試薬を用いた検査方法では、測定装置にバッテリーが装備されており、電源が

なくても実施できる。また、装置の保守点検方法や修理方法はメーカーや機種によっても異なっていることから、使用する前に予め販売メーカーに確認する。

(2) 血糖自己測定装置
(Self - Monitoring of Blood Glucose：SMBG)

インスリン治療を受けている糖尿病患者が、医師の処方の下で血糖の自己測定を行う際に使用する装置である。一般的には自宅で日常的に血糖管理する場合に使用するが、広義には在宅医療でも使用され得る。

(3) 在宅医療を行う診療所等で実施可能な検査（施設内検査）

POCTのように持ち運びはできないが、在宅医療の拠点となる診療所／病院に設置して使用できる検査システムがある。APPENDIXの**表2**に示したように、検査分野としては一般生化学検査、電解質検査、血球数及びCRPなどで、検査実施件数の多い項目が対象となっている。生化学検査ではドライケミストリー法を用い、血球数検査には電気抵抗法を用いており、特別な設備や試薬調製などの必要がなく簡便に実施でき、検査結果を得るまでの時間が数分と短い。しかし、一般の病院検査室や検査センター（衛生検査所）で実施されている検査に比べると感度や精度は劣る傾向がある。なお、装置の保守点検方法や修理方法はメーカーや機種によって異なっていることから、使用する前に予め販売メーカーに確認する。

(4) 外注検査

一般の診療所や病院での検査と同様に、検査センター（衛生検査所）に外注して検査を実施することも可能である。多項目の検査が実施可能であり、感度や定量性などの検査精度も高い。緊急性を必要としない場合や入院あるいは通院していた医療機関と同等の検査結果を得たい場合に有用である。

なお、検体収集の方法、実施可能な検査の項目や方法や検査結果報告までの時間（日数）などは検査センター（衛生検査所）ごとで異なる場合があるので、依

頼先に予め確認する。

在宅医療での疾病や病態から見た臨床検査の使い方

1）在宅医療を受ける患者に多い疾患

在宅医療では通院困難な高齢者が多く、以下のような基礎疾患がしばしばみられる。

①脳血管障害後遺症
②認知症
③高血圧症
④慢性心不全
⑤糖尿病
⑥脂質異常症
⑦慢性呼吸不全
⑧運動器疾患（骨粗鬆症、脊椎骨折、大腿骨骨折、変形性関節症など）
⑨悪性腫瘍
⑩神経難病（パーキンソン病関連疾患、筋萎縮性側索硬化症など）

慢性疾患の管理としては慢性心不全、慢性呼吸不全、慢性腎臓病、糖尿病、脂質異常症が挙げられる。急性期の病態としては感染症、脱水、急性冠症候群、脳血管障害などで、慢性疾患の急性増悪としては慢性心不全や慢性呼吸器不全の急性増悪などが挙げられる。

慢性期においては、主に生化学項目の検査を行い、迅速性より検査値のトレンドをモニタリングすることで対象者の病態を把握することが中心となる。急性期においてはその原因を迅速に特定するための検査を行い、適切な処置を早期に行うことが必要である。

2）慢性疾患と急性疾患の検体検査の具体例

慢性疾患の具体例として慢性心不全を、そして急性疾患の具体例として意識障害を取り上げる。

（1）慢性心不全

慢性心不全には、BNP（脳性ナトリウム利尿ペプチド）またはNT-proBNP（N末端プロBNP）をはじめとする血液検査、心電図検査、心エコー検査、胸部X線検査が挙げられる。心不全症例では重症度と関連してBNPおよびNT-proBNPの血中濃度が上昇し、心不全の予後予測因子として参考となる。BNPは左室拡張末期圧と相関すると言われている。経時的に測定することで、心不全のコントロールも把握できる。

（2）意識障害

急な意識障害を生じた患者に対し、その原因を把握することは極めて重要で、迅速・正確に測定結果が得られる検査が必要である（意識障害の原因をアイウエオチップスと覚えると便利：表3-1）。例えば意識障害には2通りのケースがあり、その原因をシミュレートする。

在宅医療における検査としては、意識障害が脳に起因しているのか、脳以外に起因しているのかを分別し、脳以外に起因している場合は、肝性昏睡なのか糖尿病性昏睡なのかを特定することで処置を施しやすくなる。この場合には、検査項目として血糖、クレアチンキナーゼ、D-ダイマー、電解質を測定することは早期診断の一助となる。

意識障害のケース	原因と割合
「脳に起因する意識障害」	脳卒中 ⇒ 約8割 てんかん ⇒ 約1割 その他：脳腫瘍、髄膜炎・脳症
「脳以外に起因する意識障害」	低酸素症・虚血 ⇒ 約4割 薬物中毒 ⇒ 約3割 その他：肝性昏睡、糖尿病性昏睡、ショック、電解質異常

表3-1　意識障害の原因—アイウエオチップス（AIUEOTIPS）（出典：日本医師会雑誌　第142巻・特別号（2）「神経・精神疾患診療マニュアル」77ページ　表3「意識障害の鑑別」）

A	alcohol	アルコール	急性アルコール中毒など
I	insulin	インスリン	糖尿病性昏睡（DKA、低血糖など）
U	uremia	尿毒症	代謝性疾患（尿毒症など）
E	electrocardiography endocrinology encephalopathy	心電図 内分泌学的異常 脳症	アダムス・ストークス発作など アジソン病、甲状腺クリーゼなど 肝性脳症、高血圧性脳症など
O	oxygen opiate	酸素 麻薬	呼吸障害、低酸素血症、CO_2ナルコーシスなど 麻薬中毒など
T	trauma	外傷	頭部外傷など
I	infection	感染症	脳炎、髄膜炎など
P	psychiatry poisoning	精神疾患 中毒	せん妄、心因反応など 各種中毒
S	stroke shock sepsis	脳血管障害 ショック 敗血症	脳梗塞、脳出血、くも膜下出血など 各種ショック 敗血症

在宅医療においては、採血後外注検査に出すだけではなく、その場で検査を実施し、その場で正確に結果を得られるようにして、経験を蓄積することが、今後の在宅医療の普及・発展に役割を果たすであろう。

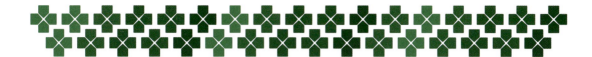

第4章　在宅医療における臨床検査（特にPOCT）の実態

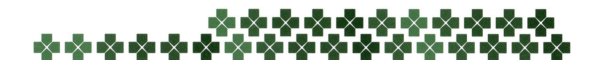

1 全国概況調査（ニーズと活用状況）

　医療施設で行う臨床検査と同等レベルの精度で測定可能なPOCTは、その場で検査結果を確認できる即時性もあり、在宅医療分野での利用とその効果が期待される。在宅医療（在宅医療の提供側）におけるPOCTの利用状況について、現況を確認すべく、在宅医療に関わる医師だけでなく、患者とその家族（在宅医療の受け手側）も対象として全国調査を行ったので、ここに紹介する。

第4章　在宅医療における臨床検査（特にPOCT）の実態

 ## 在宅医療を提供する側から見た在宅臨床検査

1）回答者の基礎情報

　在宅医療に関わる医師の医師経験年数の平均は32.1年で、そのうちの在宅医療経験年数の平均は19.2年であり、年齢層は50〜60歳代の医師が多かった（**図4-1**）。

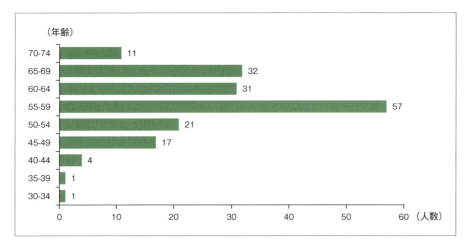

図4-1　在宅医療に関わる医師の年齢分布

2）実施している臨床検査項目

　臨床検査を実施している151の施設数から得た結果を示す（**図4-2**）。血糖が96.7％、HbA1cも82.8％で、糖尿病検査の需要が高かった。それ以外の項目については図に示すように、血算、栄養生化学、肝機能、腎機能、炎症反応などのような医療施設で一般的に実施されている検査と同様であった。

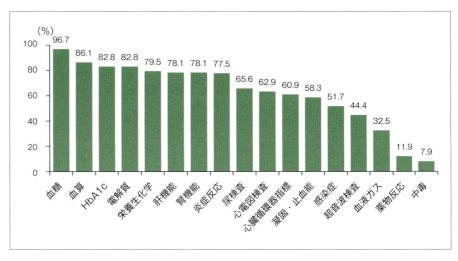

図4-2　在宅医療にて実施している臨床検査項目

3）臨床検査の利用頻度

　在宅医療現場での臨床検査の利用頻度は**図4-3**に示すように、53%の施設では「時には実施」であり、「しばしば実施」している施設が36.4%であった。合計して9割近い施設が臨床検査を利用していた。

　調査の自由記述では、以下のコメントがあった。

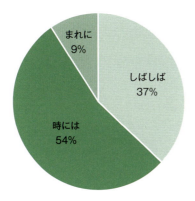

図4-3　臨床検査の利用頻度

第4章　在宅医療における臨床検査（特にPOCT）の実態

- 病院と同じくらいの必要性がある。
- 検査ができなければ、きちんとした治療ができない。
- 在宅患者の中には重症の方もいるので検査は必須。
- 在宅医療における臨床検査の重要性については、もっとしっかりとその大切さを厚労省、中医協等の関係諸機関は学び、認識すべきである。
- 今後も臨床検査が必要と考える。
- 自分で検査を院内でするのはひと、時間、費用ともに難しい。

4）臨床検査の役立ち度

　在宅医療で実施している臨床検査について、全般的な役立ち度を100点満点で評価を求めたところ、その平均は80.1点であった。90点以上の評価が全回答の52.6%を占め、特に100点満点との評価がその半数に等しい26.9%を占めるなど、高い評価であると思われた。

　自由記述では以下のコメントがあった。

- 現状の検査には大体満足している。
- 特に問題はない。
- 低血糖発作の除外のため、在宅現場にて血糖のみを測定している。
- 採血後、医院に持ち帰ることで足りている。

5）臨床検査技師の関わり

　在宅医療において臨床検査技師が関わっている施設は検査を実施している151施設中の10施設とその割合は6.6％であり、臨床検査技師の関わりは現時点では少なかった。臨床検査技師が関わっている場合、採血、超音波検査、心電図検査などの、直接に患者と関わる業務が主であったが、血算や外注分の検体処理にも関わっていた。また、検体を持ち帰って検査を行っている施設や、検査が必要な際に患者と外来に同行して検査を実施している施設もあった。

　自由記述には以下のコメントがあった。

- 臨床検査技師も在宅現場で仕事をしてほしい。
- 臨床検査技師に在宅で検査をしてもらわなければならない場合も多い一方で、医師が実際やらねばならない場合も多い。
- 他職種連携での臨床検査は考えていなかったが、在宅現場にて検査してもらえるなら、これほど便利なことはないと思う。

6）臨床検査を実施しない背景

　在宅医療現場で臨床検査を実施していないと返答した施設（19診療所）からも若干の回答を得た。臨床検査を行わない理由を確認したところ図4-4に示すように、測定機器がないが42.1％と最も多く、必要性がないとの返答も36.8％にみられた。

　自由記述には以下のコメントがあった。

第4章 在宅医療における臨床検査（特にPOCT）の実態

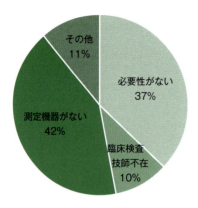

図4-4　臨床検査を行っていない理由

- 臨床検査をまったく実施しないのではなく、必要があれば外注検査を利用する。
- 在宅先で臨床検査ができなくても、医院に連れて行って検査を利用することができる。
- 休日の緊急時など、臨床検査が可能であればより詳しい評価は可能だが、多くは救急搬送対応となるため、臨床検査に対するニーズは特にない。

7）在宅で実施したい検査項目

　在宅医療で臨床検査を実施していないと答えた施設から、在宅医療で行いたいと考えている臨床検査項目を挙げてもらった（図4-5）。炎症反応と超音波検査、心電図検査、血算への関心が高かった。実際に臨床検査を実施している施設では、血糖やHbA1cなど糖尿病管理に有用な検査項目が上位であったが、これは診療対象者が異なることによるのかもしれない。この場合、臨床検査を実施する施設としない施設では、若干異なる傾向がある。

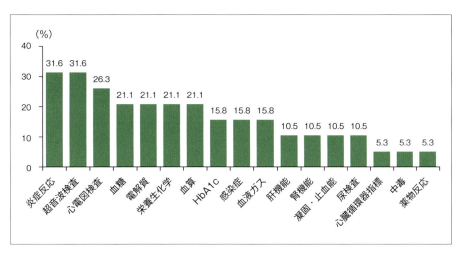

図4-5　在宅で実施したい臨床検査

8）在宅医療に関わる医師からのコメント

　調査を通じて得た、臨床検査の項目や機器に関する自由記述のコメントを紹介する。

- もっと多くのPOCT検査がほしい。さらに簡便に測定可能な検査キット、エコー検査機器の開発もしてほしい。
- HbA1cがもっと早く出る器具がほしい。
- WBC、CRPを在宅医療現場で施行したい。
- BNPを在宅でも行えるようにしてほしい。
- POCT対応装置の小型化、POCT対応可能な各種マーカーの精度向上が求められる。
- 在宅医療で血液ガス分析ができると、呼吸器使用者の設定条件の変更で有効である。

- 機器の単価が高すぎる。大きい機器は持ち運びしにくい。
- 在宅現場での検査を行う平面の置き場所を見つけるのが難しく、狭い部屋では検査が難しい。
- 血ガス測定で動脈採血後に止血しながらだと、1人で機器の操作をするのが難しい。
- 臨床検査技師の採血には経費が掛かりすぎるし、時間的余裕がない。訪問看護のような訪問点数が算定できると良い。
- 在宅で検査を行うことが、赤字部門なので点数の引き上げなど望みたい。
- 胃瘻交換に際して確認のために要求される画像検査など、在宅現場での処置算定のために要求される画像検査にエコーによる確認を正式に認めてもらいたい。
- 午前診療のみの検査検体の外注検査依頼ができないので、いつでも検査検体の集配ができると理想である。
- 検体を採取し外注委託先に渡すまで時間がかかるし、面倒に思うことがある。

3 在宅医療を受ける側からみた在宅臨床検査

　在宅医療を受ける側からの臨床検査に対する現状を把握するため、アンケート調査に同意を得た、在宅医療患者または患者家族からの回答を元に集計を行った。

1）回答者の基礎情報

回答を得た在宅医療患者の平均年齢は85歳で、男女比は約1：2と女性が男性の約倍数であった。

2）在宅での臨床検査

在宅にて検査を受けた経験を確認したところ、82人中70人の85.4％の在宅患者が何らかの検査を受けていた（**図4-6**）。実際に受けた検査では**図4-7**に示すように、腎機能、脂質機能、肝機能、糖尿病、栄養状態が上位5項目で、院内で実施されるのと同等の検査が在宅現場で実施されていた。

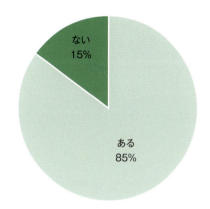

図4-6　在宅にて検査を受けた経験

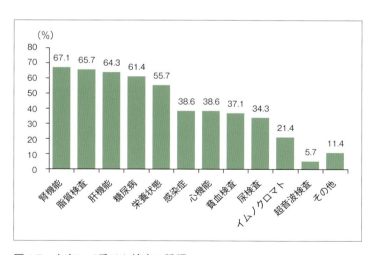

図4-7　在宅にて受けた検査の種類

3）臨床検査の役立ち度

　在宅にて臨床検査を実際に受けた人に、各個人における臨床検査への満足度を100点満点で評価を求めたところ平均は91.5点であった。その一方で在宅での臨床検査は不要との回答は2.5%しかなく、在宅での臨床検査へは高い評価があると思われた（図4-8）。

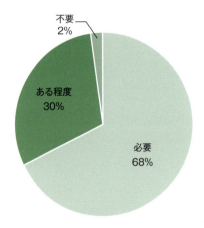

図4-8　臨床検査の必要性

4）医師以外で在宅医療に同行する職種

　医師が圧倒的に多いが、在宅医療は施設外で実施されているゆえ、看護師と同数ほどのケアマネージャーが訪問するなど、ヘルパーを含めて生活を支えるスタッフが訪問するケースが多い。その一方で、臨床検査技師や診療放射線技師などの検査専門のスタッフがまだ在宅医療現場には出向いていない現状が確認できる（図4-9）。

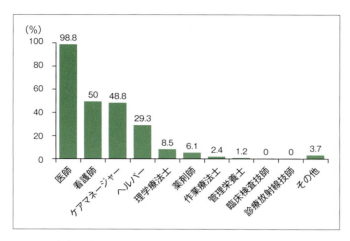

図4-9　在宅医療で訪問する職種

5）在宅医療を受ける側の臨床検査に対するコメント

本調査を通じて得た、在宅医療を受ける側からの臨床検査に対する自由記述のコメントを紹介する。

- 血液と尿の検査を在宅でしてもらえるのはとてもありがたい。
- 通院に支障をきたす場合、在宅で臨床検査を受けるメリットは大きい。在宅用にいくつかの主要検査項目が入っている総合臨床検査キット（セット）が開発され、それを定期的に受けることで最小限の体調＆病状管理ができるといい。
- 病院に行くのが難しく、理想としては病院同様の検査ができれば助かる。
- 大病院に通院し、採血しているが、在宅で検査できれば体の負担も少なく、迅速に治療してもらえると思う。

> ● 認知症のために病院まで行って順番を待つのが難しく、あるいは寝たきりなので検査が自宅で受けられると助かる。
> ● 検査結果は早く知りたい。
> ● 検査で異常が発見された際に説明が欲しい。

在宅医療と臨床検査の関わり

　今回の調査を通じ、既に実用化されている臨床検査項目が在宅医療現場で利用されていない様相がうかがえた。この理由として、保険適用にならない項目がある場合は別として、既に臨床検査を実施している施設であっても、どのような検査が在宅医療で実施可能であるのかについての情報不足が一因とも言える。

　在宅医療は日常生活を重視する。病院並みの医療提供が必ずしも目的ではない。その一方で、訪問時に臨床検査が常時不要とは限らない。在宅医療を受ける患者は何らかの疾患を有しており、医師や在宅医療に関わる者を信頼し、質の高い診療を待つ。

　在宅現場でも正確に必要な臨床検査が実施できれば、その場で的確な治療が行え、患者にとってのメリットがあることもしばしば経験されている。また、薬を先に渡し、検査結果が出てから不要な薬を破棄するように指示することも防げる。なによりも検査結果を知ることで在宅医療が安心して行える。また、寝たきりで医療施設を訪れることが困難な場合には、在宅で検査を受けるメリットは大きい。

　臨床検査の実施は収益を生まないとの声を聞く。しかし、現実的には早く正確な治療を行うことで患者サービスの向上が可能となり、再訪問の頻度を抑えられ、効率的に患者を診ることに繋がる。臨床検査を在宅医療で利用すれば、在宅医療の受益者と提供者双方へのメリットが考えられる。

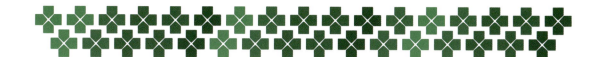

第5章　今後の展望

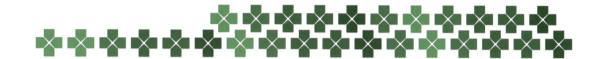

　これからの医療の発展において、「情報通信技術Information and Communication Technology（ICT）」は1つの鍵である。ICTの活用は、急速な勢いで促進されるであろう。検査結果や検査関連情報の提供は、既にこの流れに乗りつつある。例えば、在宅の場で得られた検査結果、また病医院に持ち帰ってあるいは検査センター（衛生検査所）に外注されて得られた検査結果は、電子診療録上に反映され、在宅医療に関わる全ての医療従事者が共通に利用できる仕組みは容易に想定される。検査結果が時系列で比較観察できるような検査精度の一元管理の仕組みも求められるであろう。個人情報の保護も同時に求められる。

　在宅臨床検査で活用できる検査機器の開発も1つの鍵である。医療システムの改革とあわせて経済成長への貢献も重要な視点である。在宅臨床検査が普及してあちらこちらで実施されるようになれば、在宅設定に見合った検査のイノベーションも促されていく。機器の開発に加えて現行の機器のさらなる進化は必須である。ほんの一例であるが、白血球5分類検査は、在宅では3分類の計測である程度の対応ができるとなれば、それにつれて装置も小型携帯化する可能性がある。コストも廉価になるだろう。さしあたって、慢性心不全や誤嚥性肺炎のように、在宅で繰り返し急変する恐れがある疾患の管理に向く検査のあり方は、生理機能検査機器やICTも含めて進展が望まれている。わが国では超音波検査のような生理機能検査も臨床検査として発展してきており、検体検査との融

合は一考に値する。

　「もの」とともに「ひと」の話も重要になってくる。多様な職種が在宅医療に参画すべきであり、在宅医療を共に担う仲間の出現を、在宅医療に熱心な医療従事者は切に待っている。すなわち、臨床検査技師が、在宅現場に足を運ぶという役目、すなわち業務の拡大が求められてくる。例えば、医師が訪問診療する際に検査を一緒に実施するような役割は期待される。あるいは、医師の指示のもとで、医師の訪問診療の直前に血液検査や生理機能検査の結果を得て、その診療を円滑にするようなことについても検討の余地がある。また、精度管理のほかに、新しい検査項目の紹介とか、診療場面に合わせた検査の使い方の提案とか、検体の取り扱いというような知恵袋的な役割への期待もある。訪問診療のステーションに在宅臨床検査を担当する臨床検査技師の配置も起こってくるかもしれない。

　一方で、在宅医療は、学校で臨床検査学を学んだだけでは実践できないことはよく知られている。社会学、人類学、心理学、経済学などの知識を上手に使って検査を提供することが必要である。一定のトレーニングは必要であろう。こうした「職能の変容」が、臨床検査技師には望まれている。在宅医療の具現には、このような在宅医療に関わる人と物の両方の充実、さらにはそれを叶える仕組みづくりが肝要である。

1 在宅医療での臨床検査運用に求められる臨床検査技師等の資格要件の在り方

　日本臨床衛生検査技師会では、臨床検査領域の進歩に呼応して、これらに関連する臨床検査の健全な発展・普及を促進し、有能な認定技師の養成を図り、より良質な医療を国民に提供することのできる人材の育成とその認定に取り組んできた。日本臨床衛生検査技師会内に設けた認定センターによる認定のほかに、臨

床検査に関連する他団体、学会などを含む認定機構により運営される認定制度もある。同機構は認定輸血検査技師制度協議会／認定臨床微生物検査技師協議会／認定血液検査技師制度協議会／日本サイトメトリー技術者認定協議会より構成され、4団体（日本臨床検査医学会／日本臨床衛生検査技師会／日本臨床検査同学院／日本臨床細胞学会）から日本臨床衛生検査技師会の認定制度運営の趣旨に賛同を得ている。現在運用されている認定検査技師には以下のものがある（表5-1）。

表5-1　日本臨床衛生検査技師会認定制度（認定センター／認定機構）による認定技師

心電検査技師	一般検査技師	臨床染色体遺伝子検査技師
管理検査技師	病理検査技師	認知症領域検査技師
臨床化学・免疫化学精度保証管理検査技師	救急検査技師	血液認定技師
臨床微生物検査技師	輸血認定検査技師	サイトメトリー技術認定

一方、これからの医療、とりわけ在宅医療の現場における臨床検査技師のスキルとしては「専門性」のみならず、「多能性」を持つことが要求されることになると思われる（図5-1）。したがって、各種認定取得をベースとし、病態管理のコメントができ、患者や家族に接しながら検査データの説明のできる検査技師が求められている。従来の認定技師育成と併せて「専門認定技師（疾病別・臓器別）」を育成する教育システムを構築していく必要性に迫られており、現在、臨床検査技師の生涯教育システムの見直しに着手している。病棟業務では、病院内の医療従事者との連携であるのに対して、在宅医療の現場では、患者、家族の他に関連職種とのコミュニケーション力が問われる。医学用語を用いずに説明する技術は、従来の教育ではカバーしきれておらず、今後の大きな課題でもある。

第5章　今後の展望

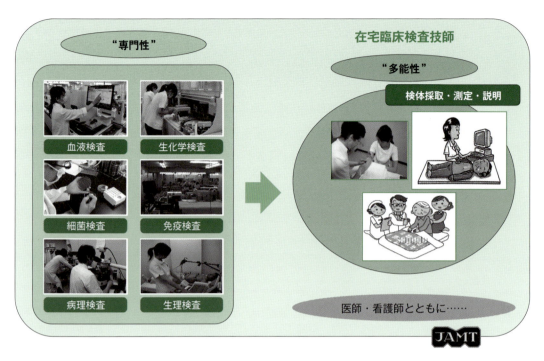

図5-1　在宅医療における臨床検査技師

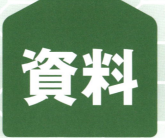

資料

コラム
Q&A
APPENDIX

正しい検査結果を得るために

心得1 検査検体の取り扱いによって検査結果に影響することがある

検査結果は検体採取の条件や検査までの保存方法により影響が出る可能性がある。生体の状態を反映しない検査結果とならないよう、検査目的にあった検体採取方法や適正な保存条件での検体保存が重要である。

* * *

心得2 検査項目と採血管の組合せに注意する

採血検体は検査項目ごとにそれぞれの測定法で検査する。採取する際に、検査項目に合った採血管を使用して採血することがポイント（**表1**）。

表1　検査項目と採血管の不適切な組合せについて

検査項目名	不適切な採血管の組合せ
4型コラーゲン	血清以外での採血
4型コラーゲン・7S	EDTA塩入り
Ⅰ型コラーゲンC末端テロペプチド（1CTP）	EDTA2Na入り
C3	ヘパリン、クエン酸Na入り
C4	ヘパリン、クエン酸Na入り
HIT抗体	ヘパリン入り
IgA	ヘパリン、クエン酸Na入り
IgD	クエン酸Na入り
IgG	ヘパリン、クエン酸Na入り
IgM	ヘパリン、クエン酸Na入り
MMP-3	EDTA塩入り
PAIgG	ヘパリン入り
α1アンチトリプシン	クエン酸Na入り
α1マイクログロブリン	クエン酸Na入り
α2マクログロブリン	クエン酸Na入り
β2マイクログロブリン	クエン酸Na入り
ガストリン放出ペプチド前駆体（ProGRP）	血清による採血
カンジダマンナン抗原	クエン酸Na入り

(表1続き)

検査項目名	不適切な採血管の組合せ
クリプトコックス・ネオフォルマンス抗原	EDTA塩入り
抗ds-DNAIgG抗体	EDTA2Na、ヘパリン入り
抗ss-DNAIgG抗体	EDTA2Na、ヘパリン入り
抗アニサキスIgG・A抗体	血清以外での採血
抗血小板抗体	血清以外での採血
甲状腺刺激ホルモンレセプター抗体（TRAb）	血清以外での採血
シアル化糖鎖抗原（KL-6）	フッ化Na入り
シスタチンC	フッ化Na、クエン酸Na入り
シフラ	血清以外での採血
セルロプラスミン	クエン酸Na入り
糖鎖抗原125（CA125）	ヘパリン入り
トランスフェリン	ヘパリン、クエン酸Na入り
トリコスポロン・アサヒ抗体	血清以外での採血
ニューロン特異性エノラーゼ（NSE）	血清以外での採血
ハプトグロビン	クエン酸Na入り
百日咳抗体	血清以外での採血
フリーライトチェーン	血清以外での採血
プロアルブミン	フッ化Na、クエン酸Na入り
プロカルシトニン	クエン酸Na入り
プロトロンビン（Ⅱ因子）前駆体（PIVKA-Ⅱ）	血清以外での採血
補体価（CH50）	EDTA2Na、2K、ヘパリン、クエン酸Na入り
リウマチ因子（RF）定量	EDTA2Naアプロチニン、EDTA2K、クエン酸Na入り
レチノール結合蛋白	フッ化Na、クエン酸Na入り

* * *

心得3 検査項目と採血時間に留意する

食事、服薬などの要因は検査値に影響を与える場合がある。また、生理学的に日内変動の大きな項目では、採取する時間帯が検査値に影響を与える。したがって、各検査項目における採血時間の目安に留意するとよい（表2）。

表2 採血時間を考慮すべき検査項目について

検査項目名	採血時間の目安
PSA	自転車に乗るなどの前立腺刺激後は避ける
TSH	夜間はなるべく避ける
TSH4	夜間はなるべく避ける
亜鉛（Zn）（血清）	朝食前
アルドステロン（血漿）	早朝空腹時30分間安静後
オキシトシン	食後1時間以上経過後

(表2続き)

検査項目名	採血時間の目安
凝固検査	ヘパリン、ウロキナーゼ投与直後の採血は避ける
血小板凝集能	食後の採血は避ける
血漿レニン活性（PRA）	早朝空腹時30分間安静後
ケトン体分画（静脈血）	早朝空腹時
ケトン体分画（動脈血）	食事1時間後またはブドウ糖投与後
コルチゾール・ACTH	日内変動が大きいことを考慮する
総コレステロール（TC）	10時間以上絶食後
中性脂肪（TG）	10時間以上絶食後
テストステロン	午前中（9～12時）
プロラクチン	日内変動が大きいことを考慮する
プロラクチン、hGH	睡眠時はなるべく避ける
遊離脂肪酸（NEFA）	運動後はなるべく避ける
リパーゼ（血清）	早朝空腹時
リポ蛋白分画	早朝空腹時
レニン濃度（PRC）	早朝空腹時30分間安静後

＊＊＊

心得4 検査項目に合った採血検体の保存方法を確認する

検査項目によっては物質として不安定なものがあり、測定まで時間がある場合には各検査項目に合わせ、指定された保存方法に従って検体を取り扱う（表3）。

表3 各検査項目に合わせた採血検体の保存方法について

検査項目名	保存方法
白血球（WBC）	冷蔵（凍結不可）
赤血球（RBC）	冷蔵（凍結不可）
ヘモグロビン（Hb）	冷蔵（凍結不可）
ヘマトクリット（Ht）	冷蔵（凍結不可）
血小板数（PLT）	冷蔵（凍結不可）
平均赤血球容積（MCV）	冷蔵（凍結不可）
平均赤血球血色素量（MCH）	冷蔵（凍結不可）
平均赤血球血色素濃度（MCHC）	冷蔵（凍結不可）
網赤血球数（RET）	冷蔵（凍結不可）
好酸球数	冷蔵（凍結不可）
白血球像	冷蔵（凍結不可）
赤血球像	冷蔵（凍結不可）
血小板凝集能	冷蔵・凍結不可、長時間放置不可
凝固検査	原則室温
アンモニア	冷蔵

(表3続き)

検査項目名	保存方法
グルコース（GLU）	冷蔵（凍結不可）
HbA1c（NGSP）	冷蔵（凍結不可）
ヘモグロビンF（HbF）	冷蔵（凍結不可）
ケトン体分画(静脈血)	凍結（−70℃以下）
ケトン体分画(動脈血)	凍結（−70℃以下）
リポ蛋白分画	冷蔵（凍結不可）
リポ蛋白分画精密測定	冷蔵（凍結不可）
RLP-コレステロール	冷蔵（凍結不可）
β-カロチン	凍結＋遮光
ビタミンA	凍結＋遮光
ビタミンB_1（サイアミン）	凍結＋遮光
ビタミンB_1（リボフラビン）	凍結＋遮光
ビタミンB_6	冷蔵＋遮光
ビタミンC（アスコルビン酸）	凍結（−70℃以下）＋遮光
ビタミンE（トコフェロール）	凍結＋遮光
コプロポルフィリン定量	冷蔵（凍結不可）＋遮光
赤血球プロトポルフィリン	凍結＋遮光
ICG	冷蔵＋遮光
グルコース負荷試験	冷蔵（凍結不可）
6-チオグアニンヌクレオチド（6-TGN）	冷蔵（凍結不可）
レニン濃度（PRC）	凍結（−20℃以下）
B型肝炎ウイルスコア関連抗原（HBcrAg）	凍結（−20℃以下）
HBV-DNA定量	凍結（−20℃以下）
HCV-RNA定量	凍結（−20℃以下）
HCVサブタイプ系統解析	凍結（−20℃以下）
HCV薬剤耐性変異解析（NS5A／L31、Y93）	凍結（−20℃以下）
HIV-ジェノタイプ薬剤耐性検査	凍結（−20℃以下）
サイトメガロウイルス（CMV）抗原	冷蔵（凍結不可）
単純ヘルペスウイルス（HSV）-DNA定量	凍結（−20℃以下）
水痘・帯状ヘルペスウイルス（VZV）-DNA定量	凍結（−20℃以下）
サイトメガロウイルス（CMV）-DNA定量	凍結（−20℃以下）
EBウイルス（EBV）-DNA定量	凍結（−20℃以下）
ヒトヘルペスウイルス6型（HHV6）-DNA定量	凍結（−20℃以下）
ヒトヘルペスウイルス7型（HHV7）-DNA定量	凍結（−20℃以下）
ヒトヘルペスウイルス8型（HHV8）-DNA定量	凍結（−20℃以下）
ヘルペスウイルス-DNA定量セット	凍結（−20℃以下）
エンテロウイルス／ライノウイルス-RNA同定	凍結（−20℃以下）
エンテロウイルス／ライノウイルス-遺伝子系統解析	凍結（−20℃以下）
パルボウイルスB19-DNA同定	凍結（−20℃以下）
エンドトキシン定量	冷蔵（凍結不可）
β-D-グルカン	冷蔵（凍結不可）
アミロイドβ（1-40）	凍結（−20℃以下）
アミロイドβ（1-42）	凍結（−20℃以下）

コラム

(表3続き)

検査項目名	保存方法
血清補体価（CH50）	凍結（－20℃以下）
免疫複合体（イムノコンプレックス）	凍結（－20℃以下）
ABO式血液型	冷蔵（凍結不可）
Rho(D)因子（Rh(D)血液型）	冷蔵（凍結不可）
Rh-Hr式血液型	冷蔵（凍結不可）
マラリア原虫	冷蔵（凍結不可）
寒冷凝集反応	採血後速やかに血清分離（血清分離までは37℃保存）
T-SPOT	室温（24時間以内に測定）
抗血小板抗体	採血後室温で静置し完全に血餅凝固後血清分離
PAIgG	冷蔵（凍結不可）
HIT抗体	採血後速やかに血漿分離
クリオグロブリン定性	血清分離（血清分離までは37℃保存、分離後は冷蔵）
葉酸・ビタミンB_{12}	遮光
BNP	冷蔵（再生容器による採取不可）
シフラ	冷蔵

＊＊＊

心得5 検体の保存時間で検査値が変化することに留意する

検体は採取後直ちに測定するのが原則である。項目によっては保存時間が長いと測定値が大きく変動する検査項目があり、保存による検査値の時間的変化に留意が必要である（表4）。

表4 検体の保存時間と検査値変化について

検査項目名	検査値変化	詳細
LDH	上昇	3時間で約5％、12時間で約10％
アンモニア	上昇	30分で10〜20μg／dl
カリウム	上昇	3時間で0.4〜0.6mEq／l
血糖	低下	3時間で約10mg／dl、12時間で約30〜40mg／dl
中性脂肪	低下	6時間まで変化なし、12時間で約8％
尿一般検査（pH）	上昇	細菌尿の場合
尿一般検査（ケトン体）	低下	揮発可能な条件下
尿一般検査（糖）	低下	細菌尿の場合
無機リン	その他	12時間で約10％低下、以後上昇
遊離コレステロール	低下	12時間で約10％
遊離脂肪酸	上昇	3時間で約10％、12時間で約30％

心得6 自己血糖測定時の採血時の留意点

指先は痛点が比較的多くあり、痛みを感じやすい部位でもある。できるだけ痛みを抑えるには、針を刺す部位を変えることが有効。指先から採血する際、手をアルコールでよく拭き取る。針を刺したときに出てきた血液が少なくとも、無理に絞り出すこともよくない。血液を無理に絞り出すと組織液が混入し、血糖値が低く測定される可能性がある。

＊＊＊

心得7 自己血糖測定で正確な結果を得る留意点

機器本体や測定用チップの保管が不適切だった場合、結果に影響がでる。特に高温多湿の環境で保管すると、内部で水滴が生じて正確な測定の妨げとなるので、適切な場所に保管する。また、測定用チップには有効期限があり、必ず有効期限内のチップを使用する。

＊＊＊

心得8 血液培養検査に適した採取法の注意点

血液培養検査では、血液感染症の原因となる細菌・真菌が患者の血流中に侵入していないかを調べる。採血部位の常在菌や環境菌の混入を避けるため、念入りな消毒が必要となり、しっかりと穿刺口の細菌を拭き取ってから無菌の状態で血液を採取する。また、複数の培養ボトルで採取する場合には、それぞれ穿刺部位を変えることで検出感度を上げることが可能。なお検体採取後は35℃または室温で保存し、培養ボトルの有効期限についても確認を行う。

コラム

心得9 尿培養検査に適した採取と保存の注意点

尿を培養することで細菌性尿路感染症の有無がわかる。膀胱内留置カテーテルを入れている場合、カテーテルから尿を採る際にポートの部分を念入りに消毒する。尿中の糖や蛋白などの影響で細菌増殖は速くなるため、採取後2時間以内の検査が望ましい。やむを得ず保存する場合には冷蔵庫で保存する。ただし、淋菌の検出を目的とする場合は、低温で急速に死滅してしまうため、採った尿を30℃以下に冷やさないように保存する。

* * *

心得10 糞便培養検査に適した採取法の注意点

糞便を培養することで腸管感染症の原因を確認し、腹痛、下痢の原因を探ることができる。原因となる病原微生物は細菌、ウイルス、原虫、寄生虫と様々であり、便をよく観察し膿粘血部があれば採取するようにする。排便が困難な場合、直接綿棒を肛門内に約2.5cm挿入し、静かに回して直腸採取法で採取する。糞便の性状から、原因菌の推測を行うことも可能となる。

* * *

心得11 培養検査に適した喀痰の採取法

喀痰は主に気管・気管支、肺胞組織など下気道の炎症性分泌物であり、喀痰を培養し下気道炎症の原因を探ることができる。そのため、唾液ではなく気道からの採取が必要となるので、必ずうがいやスポンジブラシを利用して患者さんの口の中をきれいしてから採取する。また、咽頭粘液で代用はできず、痰を出すときは、強い咳をしながら奥のほうから直接出すようする。なかなか痰が出ないときは、蒸気を吸入する（お湯などの湯気を吸う）と、痰が出やすくなる。その他の簡単な方法としては、冷蔵庫の中に顔を入れるのも1つの方法である。

コラム

心得12 患者さんの安全に配慮した検体採取

消毒薬で患者さんに、かゆみ・発疹をはじめとするアレルギー症状がでることがある。消毒する際は患者さんが過去に使用消毒薬に対して異常反応を示したことがあるかどうか、確認してから行う。

＊＊＊

心得13 安全に検体採取する留意事項

採血や喀痰採取などは患者の協力が必要。検査について一般の人にもイメージできるように医学的用語をなるべく使わず説明するように心がけ、安心して検査を受けてもらう配慮が必要。在宅現場では生活を意識した説明を心がけ、不安なく必要な検査が受けられるよう環境を整えることが大切である。患者、家族、介護従事者、医療従事者の間で情報共有していくことが必要。

参考文献：

一般社団法人 日本臨床衛生検査技師会、JAMT技術教本シリーズ 検体採取者のためのハンドブック、株式会社じほう、2016.

Q&A 在宅医療に用いられる臨床検査に係るQ&A

Q1 POCT対応可能な装置は高価な印象があり導入しにくいのですが、価格帯を教えてください。

A 検査項目により、10万円未満の製品から100万円を超える製品まであります。本書に掲載の資料（装置連絡先）で概要を把握いただけると思います。

Q2 大きい検査機器は持ち運びしにくいのですが、比較的小型な装置はありますか。

A 片手で持てるほどの大きさの装置で測定可能な検査として、血液ガス分析、pro BNPなどの心筋マーカー、白血球分類があります。また、試薬カセットを交換することでHbA1cや脂質の測定が可能な装置もあります。

Q3 訪問診療時に検査する場合と外注した場合では検査にかかる経費はどちらがかかりますか。

A 単価計算だと外注したほうが安価になります。しかし、在宅現場で得た検査結果で治療可能になる場合、再訪問する時間や費用を防ぐことが可能となり、総合的な収支ではその場で検査できたほうが費用対効果は高くなる可能性があります。

Q4 在宅現場でも利用できる簡易検査キットが色々ありますが、外注検査した場合と精度の違いはありますか。

A 尿中hCGの検出を行う妊娠判定検査や鼻腔拭い液を用いたインフルエンザ同定検査などで使用されている簡易検査は「免疫（イムノ）クロマト法」と呼ばれます。名称は簡易検査ですが、体外診断用医薬品であり、用法用量に従って使用されれば検査委託や病院で実施される検査と精度的には同等です。また、尿試験紙による糖やタンパクの測定についても在宅現場で行われていますが同様です。

Q5 検査のためにあまり時間をとれません。作業工程が少ない検査はありますか。

A POCT対応装置を用いる場合、試薬カセットの挿入と検体の添加だけなので、少ない操作で検査できます。

Q6 在宅において優先すべきは生活であり、入院患者と同じような全ての検査は必要でしょうか。

A 在宅医療を受ける患者は入院患者とは状態が異なりますので、入院患者と同じ検査は不要と思われます。ただし、在宅医療の対象者も何らかの疾病を有しており、特有な病状も来しており、訪問時にその場で検査ができれば、患者の不安を取り除き、そのまま在宅で治療を継続するか否かの判断指標の一つになり得ます。

Q7 訪問診療には看護師と同行します。臨床検査技師の同行の場面があるのでしょうか。

A 臨床検査技師の実施できる業務内容については、臨床検査技師等に関する法律第20条2に「診療の補助として採血及び検体採取（医師又は歯科医師の具体的な指示を受けて行うものに限る）並びに第二条の厚生労働省令で定める生理学的検査を行うことを業とすることができる。」とされています。検体採取後にそのまま検査も実施すれば、医師・看護師が患者のアセスメントや治療に専念でき、より良い在宅医療を提供できることが期待されます。また、胸腹水の確認などで活用される超音波検査も臨床検査技師の専門性を発揮できる検査です。現在は在宅でも使用できる小型の装置が販売されています。

Q8 採血管は常時準備していますが利用頻度が低いため、いつ用意されたものか不明ですが使用できますか。

A 使用期限間近または期限を超えた真空採血管では、以下のことが生じる可能性があります。したがって、使用期限が不明な試験管の使用は好ましくありません。
① 真空度が弱まって適量の血液が採血管中に注入されないため、抗凝固剤が適正濃度にならない可能性があります。特に凝固線溶系検査では抗凝固剤と血液の比は厳密なので、割合が異なると検体として使用できなくなります。
② 含まれる抗凝固剤の劣化により、血液が凝固する恐れがあります。

Q9 血液ガス用検体は採取直後と後で測るのでは結果に影響はありますか。

A 血液中には血球細胞があります。それらの細胞代謝によってたとえ密栓していても、酸素濃度やpHが下がったり、二酸化炭素濃度が上昇してしまいます。したがって、在宅現場であろうと医療施設内であろうと、採取直後と後では測定結果に変化が生じます。

Q10 採血は取りにくい場合や患者が拒否する場合がありますが、対応法はありますか。

A 採血は「標準採血法ガイドライン」[1]を遵守し、実践することが望ましい行為となります。採血しにくい、患者が採血を拒否する場合には、無理に行うことで神経損傷など、採血による合併症の危険性を増大させることがあります。検査目的と採血の重要性を説明して十分納得いただいた後、行うようにしてください。

Q11 尿一般検査について教えてください。

A 尿中の糖やタンパク、潜血、白血球などを調べることができます。糖尿病、腎疾患、膀胱炎等の疾患のスクリーニングとして利用しやすい検査です。検体採取が容易であり、試験紙を尿に浸けて1分ほどで結果が出るため、とても簡便性の高い検査です。

Q12 呼吸機能検査について教えてください。

A 息切れする、呼吸が苦しい、咳が出る、痰が出るといった肺の病気が考えられる時に行います。肺活量分画を調べることで肺の病気の重症度などを調べるのに役立ち、治療効果の測定や経過観察にも使われます。気管支喘息の診断にも有用な検査となります。

Q13 経皮ガス検査について教えてください。

A ガス交換の働きが低下すると、血液中の酸素が減り、二酸化炭素が蓄積していきます。この状態が長く続くと非常に危険なため、早急に治療が必要となります。このガス交換の状態を客観的に把握するために行うのが経皮ガス検査です。血液中の

pHや酸素、二酸化炭素の濃度を測定し、肺の機能障害の有無、生体の酸塩基平衡を把握することが可能となります。

Q14 血液凝固検査について教えてください。

A 循環器に異常のある患者は多くが抗凝固薬を用いますが、過剰に投与すると血液が固まらなくなってしまい、危険を生じます。そのため、抗凝固薬の使用が適正かの指標となります。また、止血に関わる凝固因子の働きを調べる場合に、PTをよく測りますが、PTは肝臓で合成されるため、肝機能把握の一助としても測定されます。

Q15 超音波検査について教えてください。

A 体外から発射し跳ね返ってきた反射波を画像に再構成して映したものが超音波検査です。超音波は音なので、人体には無害で副作用がありません。当てた超音波の反射時間の違いが映像となるため、腹水や尿などの体内に溜まっている水分の確認や、結石などの異常を発見できます。

Q16 細菌培養検査について教えてください。

A 細菌培養検査では採った検体を培養して、どのような細菌がどのくらい存在しているのかを調べます。特定された細菌の種類に応じて抗菌薬の使用をはじめとする治療方針の決定に利用されます。

Q17 血液培養検査について教えてください。

A 血液培養検査では血液中の細菌の存在やその種類を調べます。血液は本来無菌であり、血液中から菌が検出される場合は重篤な細菌感染症が疑われます。起因菌を同定して、薬剤感受性試験をして抗菌化学療法の最適化ができます。

参考文献：
日本臨床検査標準協議会、標準採血法ガイドライン第2版（GP4-A2）、学術広報社、2011.

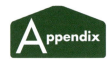

在宅医療に用いられる検査試薬／装置と連絡先一覧表

表1　在宅患者の自宅で使用可能な診断試薬及び装置

1. 生化学関連検査
2. 糖尿病関連検査
3. 尿マルチ項目検査（腎機能／尿糖／尿路感染症など）
   1) 装置／専用試薬システム
   2) 単品試薬
4. 感染症関連検査
   1) 装置／専用試薬システム
   2) 単品試薬
5. 心筋マーカー検査
   1) 装置／専用試薬システム
   2) 単品試薬
6. 炎症マーカーCRP検査（単品試薬）
7. 白血球数（装置／専用試薬システム）
8. 電解質検査
9. 呼吸器機能検査
10. 経皮ガス検査
11. アンモニア検査
12. 血液凝固関連検査
13. 癌スクリーニング検査
14. 妊娠診断
15. 超音波検査

1. 生化学関連検査　装置／専用試薬システム

機器・試薬名	測定項目	対象検体種	検査分野	主な対象疾患／臓器	装置の寸法／重量	バッテリー駆動の有無	試薬の測定回数	測定原理／方法	検査結果までの時間(TAT)	自動判定／目視判定	販売会社
i-STAT1アナライザー	pH, pCO2, pO2, Na, K, Cl, Lactate, glucose, BUN, Creatinine, Hct, cTnI, tCO2, HCO3, sO2, BE, AG, Hb	全血・血漿	血液ガス・電解質生化学・心筋マーカー	心筋梗塞，脱水症状，アシドーシス，アルカローシス，呼吸不全	234.8×76.8×72.4mm／650g	有	25回	電極法等	約2分～10分（項目により異なる）	自動判定	アボットジャパン(株)
i-STAT1-C	pH, pCO2, pO2, Na, K, Cl, Lactate, glucose, BUN, Creatinine, Hct, cTnI, tCO2, HCO3, sO2, BE, AG, Hb	全血・血漿	血液ガス・電解質生化学・心筋マーカー	心筋梗塞，脱水症状，アシドーシス，アルカローシス，呼吸不全	234.8×76.8×72.4mm／650g	有	25回	電極法等	約2分～10分（項目により異なる）	自動判定	扶桑薬品工業(株)
コバスb101	HbA1c, 総コレステロール, HDLコレステロール, トリグリセライド	全血	生化学	糖尿病・脂質異常症	135×234×184mm／2000g	無	10回	ラテックス免疫凝集法(HbA1c), 酵素比色法(脂質)	10分	自動判定	ロシュ・ダイアグノスティックス(株)
プレチェスターRM-805Ⅱ	pH, 比重, 白血球, 亜硝酸塩, 蛋白質, ブドウ糖, ケトン体, ウロビリノーゲン, ビリルビン, 潜血, アスコルビン酸	尿	生化学	肝機能・腎機能ほか	280×210×100mm／3000g	無	100回	試験紙法	30秒～90秒	自動判定	和光純薬工業(株)

2. 糖尿病関連検査　装置／専用試薬システム

*自己血糖測定（SMBG）は糖尿病管理のため医師の処方下に使用する自己採血検査です（広義の意味での在宅医療での検査）

検器・試薬名	測定項目	対象検体種	検査分野	主な対象疾患／臓器	装置の寸法／重量	バッテリー駆動の有無	測定原理／方法	検査結果までの時間（TAT）	自動判定／目視判定	販売会社
ポケットケムBG PG-7320	グルコース	キャピラリー（毛細管）全血、ヘパリン加全血	血糖	糖尿病	60×119.5×35mm／120g	有	FAD-GDH酵素電極法	5秒	自動判定	アークレイマーケティング㈱
グルテストミント	グルコース	全血、血漿	血糖	糖尿病	57×169×37／170g	有	酵素電極法	7秒	自動判定	㈱三和化学研究所
アントセンス デュオ	グルコース	全血	血糖	糖尿病	205×125×55mm／約750g	有	GOD・過酸化水素電極法	45秒以内	自動判定	㈱堀場製作所 フクダ電子㈱ 栄研化学㈱
アントセンス ロゼ	グルコース	全血	血糖	糖尿病	84×216.5×65.5mm／約750g	有	GOD・過酸化水素電極法	45秒以内	自動判定	㈱堀場製作所
グルテストNeoアルファ	グルコース	全血	血糖自己測定*（SMBG）	糖尿病、低血糖等	W:41mm×H:26mm×D:84mm／約75g	有	酵素電極法（FAD-GDH法）	5.5秒	自動判定	㈱三和化学研究所
グルテストエブリ	グルコース	全血	血糖自己測定*（SMBG）	糖尿病	46×86×17mm／約55g	有	酵素電極法（GOD法）	15秒	自動判定	㈱三和化学研究所
グルテストミント	グルコース	全血、血漿	血糖	糖尿病等	57×169×37mm／約170g	有	酵素電極法（FAD-GDH法）	7秒	自動判定	㈱三和化学研究所
HemoCueglucose201 DMアナライザ	グルコース	キャピラリー全血 EDTA加全血 ヘパリン加全血 フッ化ナトリウム加全血	血糖	糖尿病、低血糖等	9.3X17.0X5.0mm／350g	有	GDH変法（比色）	1分未満	自動判定	ラジオメーター㈱
HemoCueglucose201 DM RT アナライザ	グルコース	キャピラリー全血 EDTA加全血 ヘパリン加全血 フッ化ナトリウム加全血	血糖	糖尿病、低血糖等	9.3X17.0X5.0mm／350g	有	GDH変法（比色）	1分未満	自動判定	ラジオメーター㈱
スタットストリップエクスプレス900	グルコース	血液（全血）	血糖自己測定*（SMBG）	糖尿病	58.4×22.9×91.4mm／75g	電池駆動	酵素電極法（Modified GOD法）	6秒	自動判定	シーメンスヘルスケア・ダイアグノスティクス㈱
アキュチェックアビバナノ	グルコース	全血	血糖自己測定*（SMBG）	糖尿病	69×43×20mm／40g	有（リチウム電池 CR2032 2個）	酵素電極法	約5秒	自動判定	ロシュ・ダイアグノスティクス㈱
アキュチェックアビバ	グルコース	全血	血糖自己測定*（SMBG）	糖尿病	94×53×22mm／約60g	有（リチウム電池 CR2032 1個）	酵素電極法	約5秒	自動判定	ロシュ・ダイアグノスティクス㈱
アキュチェックモバイル	グルコース	全血	血糖自己測定*（SMBG）	糖尿病	121×63×20mm／約129g	有（単4 2本）	酵素比色法	約5秒	自動判定	ロシュ・ダイアグノスティクス㈱
アキュチェック ST メーター	グルコース	全血	血糖自己測定*（SMBG）	糖尿病	93×52×22mm／約62g	有（リチウム電池 CR2032 1個）	酵素電極法	約5秒	自動判定	ニプロ㈱
スタットストリップエクスプレス900	グルコース	全血	血糖自己測定*（SMBG）	糖尿病他	91.4X58.4x22.9mm／75g	コイン電池	酵素電極法	6sec	自動判定	ノバ・バイオメディカル㈱ シーメンスヘルスケア・ダイアグノスティクス㈱
スタットストリップエクスプレスクレアチニン／ライビティー	グルコース	全血	血糖	糖尿病他	153X82.5X46mm	リチウムポリマー充電池	酵素電極法	6sec	自動判定	ノバ・バイオメディカル㈱
ニプロスタットストリップ XP3	グルコース・3-ヒドロキシ酪酸	全血	生化学	糖尿病他	97.4X59.9x21.2mm／59g	リチウム電池	酵素電極法	グルコース：6sec 3-ヒドロキシ酪酸：10sec	自動判定	ニプロ㈱
ニプロスタットストリップ CT3	グルコース・3-ヒドロキシ酪酸	全血	生化学・他	糖尿病他	147X79X26.5mm／190g	リチウムポリマー充電池	酵素電極法	グルコース：6sec 3-ヒドロキシ酪酸：10sec	自動判定	ノバ・バイオメディカル㈱
HemoCue HbA1c 501 アナライザ	HbA1c	キャピラリー全血 EDTA加全血 ヘパリン加全血 フッ化ナトリウム加全血 クエン酸加全血	糖尿病	糖尿病	217X198X136mm／1600g	無	ホウロン酸アフィニティー法	5分未満	自動判定	ラジオメーター㈱
DCAバンテージ	HbA1c、尿中アルブミン、尿中クレアチニン、アルブミン／クレアチニン比	血液（全血） HbA1c 尿 微量アルブミン	糖尿病	糖尿病 糖尿病性腎症／腎臓	290×270×230mm／4000g	無	免疫法	約6分	自動判定	シーメンスヘルスケア・ダイアグノスティクス㈱

3. 尿マルチ項目検査（腎機能／尿糖／尿路感染症など）　1）装置／専用試薬システム（その1）

	機器・試薬	測定項目	対象検体種	検査分野	主な対象疾患・臓器	装置の寸法・重量	バッテリー駆動の有無	試薬の測定回数	測定原理・方法	検査結果までの時間（TAT）	自動判定／目視判定	販売会社
装置①	ポケットケムUA PU-4010	アルブミン、蛋白質、クレアチニン、蛋白質／クレアチニン比、ブドウ糖、pH、アルブミン／クレアチニ比、ビリルビン、潜血、ケトン体、亜硝酸塩、白血球	尿	尿	腎機能障害、糖尿病、尿路感染症など	124×81×36mm、180g	乾電池駆動可能	—	試験紙法、2波長反射測光法	1分	自動判定	アークレイマーケティング㈱
専用試薬①	オーションスクリーン マイクロ アルブミン／クレアチニン	アルブミン、クレアチニン、アルブミン／クレアチニン比	尿	尿	腎機能障害	—	—	25回	試験紙（目視・機器）	1分	目視判定（機器との組み合わせで自動判定も可能）	
	オーションスティックス 10PA	蛋白質、クレアチニン、蛋白質／クレアチニン比、ブドウ糖、pH、ウロビリノーゲン、ビリルビン、潜血、ケトン体、亜硝酸塩、白血球	尿	尿	腎機能障害、糖尿病、尿路感染症など	—	—	100回	試験紙（目視・機器）	1分	目視判定（機器との組み合わせで自動判定も可能）	
	オーションスティックス 10EA	蛋白質、ブドウ糖、pH、ウロビリノーゲン、ビリルビン、潜血、ケトン体、亜硝酸塩、白血球、比重	尿	尿	腎機能障害、糖尿病、尿路感染症など	—	—	100回	試験紙（目視・機器）	1分	目視判定（機器との組み合わせで自動判定も可能）	
	オーションスティックス 9EA	蛋白質、ブドウ糖、pH、ウロビリノーゲン、ビリルビン、潜血、ケトン体、白血球、比重	尿	尿	腎機能障害、糖尿病、尿路感染症など	—	—	100回	試験紙（目視・機器）	1分	目視判定（機器との組み合わせで自動判定も可能）	
	オーションスティックス 8EA	蛋白質、ブドウ糖、pH、ウロビリノーゲン、ビリルビン、潜血、ケトン体、亜硝酸塩	尿	尿	腎機能障害、糖尿病、尿路感染症など	—	—	100回	試験紙（目視・機器）	1分	目視判定（機器との組み合わせで自動判定も可能）	
	オーションスティックス 7EA	蛋白質、ブドウ糖、pH、ウロビリノーゲン、ビリルビン、潜血、ケトン体	尿	尿	腎機能障害、糖尿病、尿路感染症など	—	—	100回	試験紙（目視・機器）	1分	目視判定（機器との組み合わせで自動判定も可能）	
	オーションスティックス 6EA	蛋白質、ブドウ糖、pH、ウロビリノーゲン、ビリルビン、潜血	尿	尿	腎機能障害、糖尿病、尿路感染症など	—	—	100回	試験紙（目視・機器）	1分	目視判定（機器との組み合わせで自動判定も可能）	
	オーションスティックス 5EA	蛋白質、ブドウ糖、pH、ウロビリノーゲン、潜血	尿	尿	腎機能障害、糖尿病、尿路感染症など	—	—	100回	試験紙（目視・機器）	1分	目視判定（機器との組み合わせで自動判定も可能）	
	オーションスティックス 4EA	蛋白質、ブドウ糖、pH、潜血	尿	尿	腎機能障害、糖尿病、尿路感染症など	—	—	100回	試験紙（目視・機器）	1分	目視判定（機器との組み合わせで自動判定も可能）	
装置②	尿自動分析装置 US-1000	ウロビリノーゲン、潜血、蛋白質、ブドウ糖、ケトン体、ビリルビン、亜硝酸塩、白血球、pH	尿	尿	—	300×325×131mm、約3000g	無	—	カラーCCDによる多波長反射測光法	約2分	自動判定	栄研化学㈱
	尿自動分析装置 US-2200	ウロビリノーゲン、潜血、蛋白質、ブドウ糖、ケトン体、ビリルビン、亜硝酸塩、白血球、pH、クレアチニン、アルブミン	尿	尿	—	400×385×255mm、約10000g	無	—	カラーCCDによる多波長反射測光法	約2分	自動判定	
専用試薬②	ウロペーパーⅢ '栄研' 12	ウロビリノーゲン、潜血、蛋白質、ブドウ糖、ケトン体、ビリルビン、亜硝酸塩、白血球、pH、クレアチニン、アルブミン	尿	尿	—	—	—	100回、1,000回	試験紙法	約3分	目視判定（機器との組み合わせで自動判定も可能）	
	ウロペーパーⅢ '栄研' 10	ウロビリノーゲン、潜血、蛋白質、ブドウ糖、ケトン体、ビリルビン、亜硝酸塩、白血球、pH	尿	尿	—	—	—	100回、1,000回	試験紙法	約3分	目視判定（機器との組み合わせで自動判定も可能）	
	ウロペーパーⅢ '栄研' 9S	ウロビリノーゲン、潜血、蛋白質、ブドウ糖、ケトン体、ビリルビン、亜硝酸塩、比重、pH	尿	尿	—	—	—	100回、1,000回	試験紙法	約3分	目視判定（機器との組み合わせで自動判定も可能）	

3. 尿マルチ項目検査（腎機能／尿糖／尿路感染症など）　1）装置／専用試薬システム（その2）

機器・試薬名	測定項目	対象検体種	検査分野	主な対象疾患／臓器	装置の寸法／重量	バッテリー駆動の有無	試薬の測定回数	測定原理／方法	検査結果までの時間（TAT）	自動判定／目視判定	販売会社
ウロペーパーⅢ '栄研' 8	ウロビリノーゲン、潜血、蛋白質、ブドウ糖、ケトン体、ビリルビン、亜硝酸塩、pH	尿	尿	—	—	—	100回 1,000回	試験紙法	約3分	目視判定（機器との組み合わせで自動判定も可能）	
ウロペーパーⅢ '栄研' 8S	ウロビリノーゲン、潜血、蛋白質、ブドウ糖、ケトン体、ビリルビン、比重、pH	尿	尿	—	—	—	100回 1,000回	試験紙法	約3分	目視判定（機器との組み合わせで自動判定も可能）	
ウロペーパーⅢ '栄研' 7	ウロビリノーゲン、潜血、蛋白質、ブドウ糖、ケトン体、ビリルビン、pH	尿	尿	—	—	—	100回 1,000回	試験紙法	約3分	目視判定（機器との組み合わせで自動判定も可能）	
ウロペーパーⅢ '栄研' 7S	ウロビリノーゲン、潜血、蛋白質、ブドウ糖、ケトン体、比重、pH	尿	尿	—	—	—	100回 1,000回	試験紙法	約3分	目視判定（機器との組み合わせで自動判定も可能）	
ウロペーパーⅢ '栄研' 6	ウロビリノーゲン、潜血、蛋白質、ブドウ糖、ケトン体、pH	尿	尿	—	—	—	100回 1,000回	試験紙法	約3分	目視判定（機器との組み合わせで自動判定も可能）	栄研化学株
ウロペーパーⅢ '栄研' 6S	ウロビリノーゲン、潜血、蛋白質、ブドウ糖、比重、pH	尿	尿	—	—	—	100回 1,000回	試験紙法	約3分	目視判定（機器との組み合わせで自動判定も可能）	
ウロペーパーⅢ '栄研' 5	ウロビリノーゲン、潜血、蛋白質、ブドウ糖、pH	尿	尿	—	—	—	100回 1,000回	試験紙法	約3分	目視判定（機器との組み合わせで自動判定も可能）	
ウロペーパーⅢ '栄研' 5L	潜血、蛋白質、ブドウ糖、白血球、pH	尿	尿	—	—	—	100回 1,000回	試験紙法	約3分	目視判定（機器との組み合わせで自動判定も可能）	
ウロペーパーⅢ '栄研' 4U	ウロビリノーゲン、蛋白質、ブドウ糖、pH	尿	尿	—	—	—	100回 1,000回	試験紙法	約3分	目視判定（機器との組み合わせで自動判定も可能）	
ウロペーパーⅢ '栄研' 4	潜血、蛋白質、ブドウ糖、pH	尿	尿	—	—	—	2回 1,000回	試験紙法	約3分	目視判定（機器との組み合わせで自動判定も可能）	
ウロペーパーⅢ '栄研' 4 (long)	潜血、蛋白質、ブドウ糖、pH	尿	尿	—	—	—	100回 1,000回	試験紙法	約3分	目視判定（機器との組み合わせで自動判定も可能）	
ウロペーパーⅢ '栄研' 3	蛋白質、ブドウ糖、pH	尿	尿	—	—	—	100回 1,000回	試験紙法	約3分	目視判定（機器との組み合わせで自動判定も可能）	
ウロペーパーⅢ '栄研' 3 (long)	蛋白質、ブドウ糖、pH	尿	尿	—	—	—	100回 1,000回	試験紙法	約3分	目視判定（機器との組み合わせで自動判定も可能）	
ウロペーパーⅢ '栄研' U	ウロビリノーゲン	尿	尿	—	—	—	100回	試験紙法	約3分	目視判定（機器との組み合わせで自動判定も可能）	
ウロペーパーⅢ '栄研' K	ケトン体	尿	尿	—	—	—	100回	試験紙法	約3分	目視判定（機器との組み合わせで自動判定も可能）	
ウロペーパーⅢ '栄研' H	潜血	尿	尿	—	—	—	100回	試験紙法	約3分	目視判定（機器との組み合わせで自動判定も可能）	

3. 尿マルチ項目検査（腎機能／尿路／尿糖／尿路感染症など） 1）装置／専用試薬システム（その3）

	機器・試薬名	測定項目	対象検体種	検査分野	主な対象疾患	装置の寸法／重量	バッテリー駆動の有無	試薬の測定回数	測定原理／方法	検査結果までの時間（TAT）	自動判定／目視判定	販売会社
②専用試薬	ウロペーパーⅢ '栄研' g	ブドウ糖、pH	尿	尿	—	—	—	100回	試験紙法	約3分	目視判定（機器との組み合わせで自動判定も可能）	栄研化学㈱
	ウロペーパーⅢ '栄研' B	ビリルビン	尿	尿	—	—	—	100回	試験紙法	約3分	目視判定（機器との組み合わせで自動判定も可能）	
	ウロペーパーⅢ '栄研' A	蛋白質、pH	尿	尿	—	—	—	100回	試験紙法	約3分	目視判定（機器との組み合わせで自動判定も可能）	
	ウロペーパーⅢ '栄研' ソルト	食塩	尿	尿	—	—	—	2回 100回	試験紙法	約3分	目視判定（機器との組み合わせで自動判定も可能）	
	ソルトペーパー '栄研'	食塩	尿	尿	—	—	—	50回	試験紙法	約3分	目視判定（機器との組み合わせで自動判定も可能）	
装置	クリニテック スタータス プラス	尿中、白血球・亜硝酸塩・ウロビリノーゲン・蛋白質・pH・潜血・ブドウ糖・ケトン体・ビリルビン・比重・クレアチニン・アルブミン・蛋白／クレアチニン比・アルブミン／クレアチニン比	尿	尿	腎機能、糖代謝、肝機能、尿路感染等	171×272×158mm／1700kg	有 電池駆動	—	反射分光光度法（試験紙法）	1分	自動判別	シーメンスヘルスケア・ダイアグノスティクス㈱
③専用試薬	N-マルチスティックス	尿中、亜硝酸塩・ウロビリノーゲン・蛋白質・pH・潜血・ケトン体・ビリルビン・ブドウ糖	尿	尿	腎機能、糖代謝、肝機能、尿路感染等	—	—	100回	試験紙法	1分	目視判定（機器との組み合わせで自動判定も可能）	
	N-マルチスティックス SG-L	尿中、白血球・亜硝酸塩・ウロビリノーゲン・蛋白質・pH・潜血・比重・ケトン体・ビリルビン・ブドウ糖	尿	尿	腎機能、糖代謝、肝機能、尿路感染等	—	—	100回	試験紙法	2分	目視判定（機器との組み合わせで自動判定も可能）	
	アルブスティックス	尿中蛋白質	尿	尿	腎機能	—	—	100回	試験紙法	1分	目視判定（機器との組み合わせで自動判定も可能）	
	イクトテスト	尿中ビリルビン	尿	尿	肝機能	—	—	100回	試験紙法	1分	目視判定（機器との組み合わせで自動判定も可能）	
	ウリスティックス	尿中、蛋白質・ブドウ糖	尿	尿	腎機能、糖代謝	—	—	100回	試験紙法	1分	目視判定（機器との組み合わせで自動判定も可能）	
	ウロペーパーコンビスティックス	尿中、ウロビリノーゲン・蛋白質・pH・潜血・ブドウ糖	尿	尿	腎機能、糖代謝、肝機能	—	—	100回	試験紙法	1分	目視判定（機器との組み合わせで自動判定も可能）	
	ウロペーパーコンビスティックス SG-L	尿中、白血球・ウロビリノーゲン・蛋白質・pH・潜血・比重・ブドウ糖	尿	尿	腎機能、糖代謝、尿路感染症	—	—	100回	試験紙法	2分	目視判定（機器との組み合わせで自動判定も可能）	
	ウロラブスティックス	尿中、ウロビリノーゲン・蛋白質・pH・潜血・ケトン体・ブドウ糖	尿	尿	腎機能、糖代謝、肝機能	—	—	100回	試験紙法	1分	目視判定（機器との組み合わせで自動判定も可能）	

3. 尿マルチ項目検査（腎機能／尿糖／尿路感染など）　1）装置／専用試薬システム（その4）

	機器・試薬名	測定項目	対象検体種	検査分野	主な対象疾患／臓器	装置の寸法／重量	バッテリー駆動の有無	試薬の測定回数	測定原理／方法	試験紙法／方法	検査結果までの時間（TAT）	自動判定／目視判定	販売会社
	ウロラブスティックス SG-L	尿中、白血球・ウロビリノーゲン・蛋白質・pH・潜血・比重・ケトン体・ブドウ糖	尿	尿	腎機能、糖代謝、肝機能、尿路感染等	―	―	100回	試験紙法	2分	目視判定（機器との組み合わせで自動判定も可能）	
	クリニテックミクロアルブミン・クレアチニンテスト	尿中、アルブミン・クレアチニン	尿	尿	腎機能	―	―	25回	試験紙法	1分	目視判定（機器との組み合わせで自動判定も可能）	
	コンビスティックス	尿中、蛋白質・pH・ブドウ糖	尿	尿	腎機能、糖代謝	―	―	100回	試験紙法	1分	目視判定（機器との組み合わせで自動判定も可能）	
	ネフロスティックス L	尿中、白血球・亜硝酸塩・蛋白質・潜血・比重・ケトン体・ブドウ糖	尿	尿	腎機能、糖代謝、肝機能	―	―	100回	試験紙法	2分	目視判定（機器との組み合わせで自動判定も可能）	
	ヘマコンビスティックス	尿中、蛋白質・潜血・ブドウ糖	尿	尿	腎機能、糖代謝	―	―	100回	試験紙法	1分	目視判定（機器との組み合わせで自動判定も可能）	
	ヘマスティックス	尿中潜血	尿	尿	腎機能	―	―	100回	試験紙法	50秒	目視判定（機器との組み合わせで自動判定も可能）	
	マルティスティックス	尿中、ウロビリノーゲン・蛋白質・pH・潜血・ケトン体・ビリルビン・ブドウ糖	尿	尿	腎機能、糖代謝、肝機能	―	―	100回	試験紙法	1分	目視判定（機器との組み合わせで自動判定も可能）	
	マルティスティックス SG	尿中、蛋白質・pH・潜血・比重・ケトン体・ビリルビン・ブドウ糖	尿	尿	腎機能、糖代謝、肝機能	―	―	100回	試験紙法	1分	目視判定（機器との組み合わせで自動判定も可能）	
専用試薬③	マルティスティックス SG-L	尿中、白血球・ウロビリノーゲン・蛋白質・pH・潜血・比重・亜硝酸塩・ケトン体・ビリルビン・ブドウ糖	尿	尿	腎機能、糖代謝、肝機能	―	―	100回	試験紙法	2分	目視判定（機器との組み合わせで自動判定も可能）	
	マルティスティックス PRO10LS	尿中、白血球・亜硝酸塩・比重・ケトン体・ブドウ糖・クレアチニン	尿	尿	腎機能、糖代謝、尿路感染等	―	―	100回	試験紙法	2分	目視判定（機器との組み合わせで自動判定も可能）	
	マルティスティックス PRO11	尿中、白血球・亜硝酸塩・蛋白質・pH・潜血・比重・ケトン体・ビリルビン・ブドウ糖・クレアチニン	尿	尿	腎機能、糖代謝、肝機能、尿路感染等	―	―	100回	試験紙法	2分	目視判定（機器との組み合わせで自動判定も可能）	
	ライブスティックス	尿中、白血球・比重・ケトン体・蛋白質・潜血・ブドウ糖	尿	尿	腎機能、糖代謝、尿路感染等	―	―	100回	試験紙法	2分	目視判定（機器との組み合わせで自動判定も可能）	シーメンスヘルスケア・ダイアグノスティクス（株）
	ラブスティックス	尿中、蛋白質・pH・潜血・ケトン体・ブドウ糖	尿	尿	腎機能、糖代謝	―	―	100回	試験紙法	1分	目視判定（機器との組み合わせで自動判定も可能）	

3. 尿マルチ項目（腎機能／尿糖／尿路感染症など）　2）単品試薬（その1）

機器・試薬名	測定項目	対象検体種	検査分野*	主な対象疾患／臓器**（特定できる場合）	試薬の測定回数	測定原理／方法	検査結果までの時間（TAT）	自動判定／目視判定	販売会社
Comburテスト10UX	比重・白血球・細菌・pH・蛋白質・ブドウ糖・ケトン体・ウロビリノーゲン・ビリルビン・潜血	尿	尿	糖尿病、腎疾患、腎炎、尿路感染症、肝機能、膀胱炎、腎盂腎炎等のスクリーニング	100回	試験紙法	2分	目視判定	
Comburテスト7UX	白血球・細菌・pH・蛋白質・ブドウ糖・ケトン体・潜血	尿	尿	糖尿病、腎疾患、腎炎、尿路感染症、肝機能、膀胱炎、腎盂腎炎等のスクリーニング	100回	試験紙法	2分	目視判定	
Comburテスト6	pH・蛋白質・ブドウ糖・ケトン体・ウロビリノーゲン・潜血	尿	尿	糖尿病、腎疾患、腎炎、尿路感染症、肝機能、糖尿病のスクリーニング	100回	試験紙法	2分	目視判定	
Comburテスト5L	白血球・細菌・pH・蛋白質・ブドウ糖・ウロビリノーゲン・潜血	尿	尿	糖尿病、腎疾患、腎炎、尿路感染症、肝機能等のスクリーニング	50回	試験紙法	2分	目視判定	ロシュ・ダイアグノスティックス（株）
Comburテスト5UX	白血球・細菌・蛋白質・ブドウ糖・潜血	尿	尿	糖尿病、腎疾患、腎炎、尿路感染症等のスクリーニング	100回	試験紙法	2分	目視判定	
Comburテスト4	蛋白質・ブドウ糖・ウロビリノーゲン・潜血	尿	尿	糖尿病、腎疾患等のスクリーニング	50回	試験紙法	2分	目視判定	
Comburテスト3	pH・蛋白質・ブドウ糖	尿	尿	糖尿病、腎疾患等のスクリーニング	50回	試験紙法	2分	目視判定	
ComburテストGPS	蛋白質・ブドウ糖・潜血	尿	尿	糖尿病、腎疾患等のスクリーニング	50回	試験紙法	2分	目視判定	
ComburテストLN	白血球・細菌	尿	尿	尿路感染症等のスクリーニング	50回	試験紙法	2分	目視判定	
Comburテストケトン体測定試験紙	ケトン体	尿	尿	糖尿病等のスクリーニング	50回	試験紙法	2分	目視判定	
BMテストグルコース5000	ブドウ糖	尿	尿	糖尿病、腎疾患等のスクリーニング	50回	試験紙法	2分	目視判定	
BMテストMAU II	微量アルブミン	尿	尿	糖尿病、腎疾患等のスクリーニング	30回	免疫測定法	2分	目視判定	
UテストビジュアルS	ブドウ糖、蛋白質、ウロビリノーゲン、pH、潜血	尿	尿	糖尿病、腎疾患等、腎炎等、尿路感染症	100回	試験紙法	30〜90秒	目視判定	（株）三和化学研究所
Uテストビジュアル7	ブドウ糖、蛋白質、ウロビリノーゲン、ビリルビン、ケトン体、pH、潜血、ケトン体	尿	尿	糖尿病、腎疾患、腎炎、尿路感染症、肝機能、糖尿病のスクリーニング	100回	試験紙法	30〜90秒	目視判定	
Uテストビジュアル10	ブドウ糖、蛋白質、ウロビリノーゲン、ビリルビン、ケトン体、pH、潜血、比重、亜硝酸塩、白血球	尿	尿	糖尿病、腎疾患、腎炎、尿路感染症、肝機能、膀胱炎、腎盂腎炎等のスクリーニング	100回	試験紙法	30〜90秒	目視判定	
Uテストビジュアル　2AC	アルブミン／クレアチニン	尿	尿一般	スクリーニング、糖尿病腎症	25回	試験紙法	30〜90秒	目視判定	
ウロピースG	ブドウ糖	尿	尿中一般物質定性半定量検査	糖尿病、腎性糖尿、腎炎等のスクリーニング	100回	試験紙法	30秒	目視判定	協和メデックス（株）
ウロピースS 2	ブドウ糖、蛋白質	尿	尿中一般物質定性半定量検査	糖尿病、腎疾患、腎炎、尿路感染症等	100回	試験紙法	30秒	目視判定	
ウロピースS 3	ブドウ糖、蛋白質、pH	尿	尿中一般物質定性半定量検査	糖尿病、腎疾患、腎炎、尿路感染症等	100回	試験紙法	30秒	目視判定	
ウロピースS 3U	ウロビリノーゲン、ブドウ糖、蛋白質	尿	尿中一般物質定性半定量検査	糖尿病、腎疾患、腎炎、尿路感染症等	100回	試験紙法	30秒	目視判定	
ウロピースS 3K	ケトン体、ブドウ糖、蛋白質	尿	尿中一般物質定性半定量検査	糖尿病、腎疾患、腎炎、尿路感染症等	100回	試験紙法	30秒	目視判定	
ウロピースS 4U	ウロビリノーゲン、ブドウ糖、蛋白質、pH	尿	尿中一般物質定性半定量検査	糖尿病、腎疾患、腎炎、尿路感染症等	100回	試験紙法	30秒	目視判定	
ウロピースS 4B	ブドウ糖、ブドウ糖、蛋白質、pH、潜血	尿	尿中一般物質定性半定量検査	糖尿病、腎疾患、腎炎、尿路感染症等	100回	試験紙法	30秒	目視判定	
ウロピースS 5	ブドウ糖、ブドウ糖、蛋白質、pH、潜血	尿	尿中一般物質定性半定量検査	糖尿病、腎疾患、腎炎、尿路感染症等	100回	試験紙法	30秒	目視判定	
ウロピースS 5K	ウロビリノーゲン、ケトン体、ブドウ糖、蛋白質、潜血	尿	尿中一般物質定性半定量検査	糖尿病、腎疾患、腎炎、膀胱炎、腎盂腎炎等のスクリーニング	100回	試験紙法	30秒	目視判定	協和メデックス（株）
ウロピースS 5L	ブドウ糖、蛋白質、pH、潜血、白血球	尿	尿中一般物質定性半定量検査	糖尿病、腎疾患、腎炎、尿路感染症等	100回	試験紙法	30秒	目視判定	

3. 尿マルチ項目（腎機能／尿糖／尿路感染など） 2) 単品試薬（その2）

機器・試薬名	測定項目	対象検体種	検査分野	主な対象疾患／臓器** (特定できる場合)	試verse の測定回数	測定原理／方法	検査結果までの時間(TAT)	自動判定／目視判定	販売会社
ウロピース S6	ウロビリノーゲン、ケトン体、ブドウ糖、ビリルビン、蛋白質、pH、潜血	尿	尿中一般物質定性半定量検査	糖尿病、腎機能、肝機能、糖尿病ケトーシス、胆道閉塞等のスクリーニング	100回	試験紙法	30秒	目視判定	協和メデックス(株)
ウロピース S7	ウロビリノーゲン、ケトン体、ビリルビン、ケトン体、ブドウ糖、蛋白質、pH、潜血	尿	尿中一般物質定性半定量検査	糖尿病、腎疾患、膵炎、尿路感染症、糖尿病ケトーシス、胆道閉塞等のスクリーニング	100回	試験紙法	30秒	目視判定	
ウロピース S7L	ウロビリノーゲン、ケトン体、ブドウ糖、蛋白質、pH、潜血、白血球	尿	尿中一般物質定性半定量検査	糖尿病、腎疾患、膵炎、尿路感染症、肝機能、糖尿病のスクリーニング	100回	試験紙法	30秒	目視判定	
ウロピース S8	亜硝酸塩、ブドウ糖、ケトン体、ビリルビン、蛋白質、pH、潜血、白血球	尿	尿中一般物質定性半定量検査	糖尿病、腎炎、膵炎、尿路感染症、糖尿病ケトーシス、膀胱炎、腎盂腎炎等	100回	試験紙法	30秒	目視判定	
ウロピース S9L	ウロビリノーゲン、亜硝酸塩、ブドウ糖、ケトン体、ビリルビン、蛋白質、pH、潜血、白血球	尿	尿中一般物質定性半定量検査	糖尿病、腎炎、膵炎、尿路感染症、糖尿病ケトーシス、膀胱炎、腎盂腎炎等	100回	試験紙法	30秒	目視判定	

4. 感染症関連検査 1) 装置／専用試薬システム

	機器・試薬名	測定項目	対象検体種	検査分野	主な対象疾患	装置の寸法／重量	バッテリー駆動の有無	試薬の測定回数	測定原理／方法	検査結果までの時間(TAT)	自動判定／目視判定	販売会社
装置	FUJI DRI-CH EM IMMUNO AG1					180×200×116mm／1800g	無	—	イムノクロマト法 (銀増幅試薬／デンドリマー分析 (機器))	4～15分	自動判定／目視判定	富士フイルムメディカル(株)
①専用試薬	富士ドライケム IMMUNO AG カートリッジ FluAB	インフルエンザウイルス抗原	鼻腔ぬぐい液、咽頭ぬぐい液、鼻腔吸引液、鼻汁鼻かみ液	感染症	インフルエンザ感染症			10回				
	富士ドライケム IMMUNO AG カートリッジ Adeno	アデノウイルス	咽頭ぬぐい液、結膜ぬぐい液、角結膜ぬぐい液	感染症	アデノウイルス感染症			10回				
	富士ドライケム IMMUNO AG カートリッジ RSV／Adeno	RSウイルス／アデノウイルス	鼻腔ぬぐい液、鼻腔吸引液、咽頭ぬぐい液	感染症	RSウイルス／アデノウイルス感染症			10回				
	富士ドライケム IMMUNO AG カートリッジ StrepA	StrepA (溶連菌)	咽頭後壁粘膜表皮	感染症	A群ベータ溶血連鎖球菌感染症			10回				
装置	ベリターシステム リーダー					80×120×60mm／約500g	乾電池式	30回／10回	イムノクロマト法	5～10分	自動判定／目視判定	日本ベクトン・ディッキンソン(株)
②専用試薬	ベリターシステム Flu	インフルエンザ	鼻腔ぬぐい液、鼻腔吸引液、咽頭ぬぐい液	感染症	インフルエンザ感染症			10回				
	ベリターシステム Adeno	アデノウイルス	鼻腔ぬぐい液、結膜ぬぐい液	感染症	アデノウイルス感染症			10回				
	ベリターシステム RSV	RSウイルス	鼻腔ぬぐい液、鼻腔吸引液	感染症	RSウイルス感染症			10回				
	ベリターシステム StrepA	A群ベータ溶血連鎖球菌	咽頭後壁ぬぐい液	感染症	A群ベータ溶血連鎖球菌感染症			10回				
装置	スポットケムIL SL-4720					255×217×83mm／3000g		—	イムノクロマト法	10～15分	自動判定／目視判定	アークレイマーケティング(株)
③専用試薬	スポットケム i-Line FluAB-S	インフルエンザウイルス抗原	鼻腔ぬぐい液、鼻腔吸引液	感染症	インフルエンザ感染症			10回				
	スポットケム i-Line Adeno	アデノウイルス抗原	咽頭ぬぐい液	感染症	アデノウイルス感染症			10回				
	スポットケム i-Line RSV	RSウイルス抗原	鼻腔ぬぐい液、鼻腔吸引液	感染症	RSウイルス感染症			10回				
	スポットケム i-Line StrepA	A群β溶血性連鎖球菌抗原	咽頭ぬぐい液	感染症	A群ベータ溶血連鎖球菌感染症			10回				

4. 感染症関連検査　2) 単品検査試薬（その1）

測定項目	試薬名	対象検体種	検査分野	主な対象疾患／機器	試薬の測定回数	測定原理／方法	検査結果までの時間（TAT）	自動判定／目視判定	販売会社
A型及びB型インフルエンザウイルス抗原	QuickVue ラピッドSP influ	鼻腔拭い液、鼻腔吸引液、咽頭拭い液、鼻汁鼻かみ液	感染症	インフルエンザ感染症	10回	イムノクロマト法	10分	目視判定	DSファーマバイオメディカル(株)
インフルエンザウイルスA型／B型抗原	ブライトボックスFlu	鼻腔ぬぐい液、鼻腔吸引液、鼻汁鼻かみ液および咽頭ぬぐい液	感染症	インフルエンザウイルス感染症	10回	イムノクロマト法	1～10分	目視判定	塩野義製薬(株)
インフルエンザウイルスA型／B型抗原	スタットマーク FLUスティック-N	鼻腔ぬぐい液、鼻腔吸引液、鼻汁鼻かみ液および咽頭ぬぐい液	感染症	インフルエンザウイルス感染症	10回	イムノクロマト法	1～10分	目視判定	(株)カイノス
インフルエンザウイルスA型／B型抗原	イムノファインFLU	鼻腔ぬぐい液、鼻腔吸引液、鼻汁鼻かみ液および咽頭ぬぐい液	感染症	インフルエンザウイルス感染症	10回	イムノクロマト法	1～10分	目視判定	株ニチレイバイオサイエンス
A型及びB型インフルエンザウイルス抗原	クイックナビ-Flu	鼻腔拭い液、鼻腔吸引液、咽頭拭い液、鼻汁鼻かみ液	感染症	インフルエンザウイルス感染症	10回	イムノクロマト法	8分	目視判定	デンカ生研(株)、大塚製薬
インフルエンザウイルス抗原	クリアビュー Influenza A／B	鼻腔ぬぐい液、咽頭ぬぐい液、鼻汁鼻かみ液	感染症	インフルエンザウイルス感染症	10回	イムノクロマト法	～8分	目視判定	(株)三和化学研究所
インフルエンザウイルス抗原	ファインビジョン Influenza	鼻腔ぬぐい液、鼻腔吸引液、鼻汁鼻かみ液	感染症	インフルエンザウイルス感染症	10回	イムノクロマト法	～5分	目視判定	(株)三和化学研究所
インフルエンザウイルスA型／B型抗原	エスプライン インフルエンザ A&B-N	鼻腔ぬぐい液、咽頭ぬぐい液、鼻腔吸引液	感染症	インフルエンザ感染症	10回, 100回	イムノクロマト法	15分	目視判定	富士レビオ(株)
インフルエンザウイルスA型／B型抗原	クリアビュー Influenza A／B	鼻腔ぬぐい液、咽頭ぬぐい液、鼻腔吸引液または鼻かみ液	感染症	インフルエンザウイルス感染症	10回	イムノクロマト法	約8分	目視判定	アリーアメディカル(株)
インフルエンザウイルス抗原	クイックナビ-FLU	鼻腔吸引液、鼻腔ぬぐい液、鼻汁鼻かみ液、咽頭拭い液	感染症	インフルエンザ	10回	イムノクロマト法	8分	目視判定	大塚製薬(株)、デンカ生研(株)
インフルエンザウイルス抗原	ファインビジョン Influenza	鼻腔ぬぐい液、鼻腔吸引液、鼻汁鼻かみ液	感染症	インフルエンザウイルス感染症	10回	イムノクロマト法	約5分	目視判定	アリーアメディカル(株)
A型又はB型インフルエンザウイルス抗原、RSウイルス抗原	クイックナビ-Flu+RSV	鼻腔吸引液、鼻腔ぬぐい液	感染症	インフルエンザウイルス感染症、RSウイルス感染症	10回	イムノクロマト法	8分	目視判定	デンカ生研(株)、大塚製薬
RSウイルス抗原	クイックナビ-RSV	鼻腔吸引液、鼻腔拭い液	感染症	RSウイルス感染症	10回	イムノクロマト法	8分	目視判定	デンカ生研(株)
RSウイルス抗原	エルナス カード RSV	鼻腔吸引液、鼻腔拭い液	感染症	RSウイルス感染症	5回, 30回	イムノクロマト法	8分	目視判定	富士レビオ(株)
RSウイルス抗原	イムノキャッチ-RSV	鼻腔吸引液、鼻腔拭い液	感染症	RSウイルス感染症	10回	イムノクロマト法	10分	目視判定	栄研化学(株)
RSウイルス抗原	BinaxNOW RSVテスト	鼻腔洗浄液中、鼻腔咽頭拭い液	感染症	RSウイルス感染症	12回	イムノクロマト法	約15分	目視判定	アリーアメディカル(株)
RSウイルス抗原	クイックナビ-RSV	鼻腔吸引液および鼻腔拭い液	感染症	RSウイルス	10回	イムノクロマト法	8分	目視判定	大塚製薬(株)、デンカ生研
RSウイルス抗原	イムノファインRSV	鼻腔吸引液および鼻腔拭い液および鼻汁鼻かみ液	感染症	RSウイルス感染症	10回	イムノクロマト法	1～10分	目視判定	株ニチレイバイオサイエンス
RSウイルス抗原	スタットマーク RSVスティック	鼻腔吸引液、鼻腔拭い液	感染症	RSウイルス感染症	5回	イムノクロマト法	10分	目視判定	(株)カイノス
アデノウイルス抗原	ラピッドエスピー〈アデノ〉	咽頭拭い液	感染症	アデノウイルス感染症	10回	イムノクロマト法	15分	目視判定	DSファーマバイオメディカル(株)
アデノウイルス抗原	クイックナビ-アデノ	鼻腔拭い液、角膜液拭い液	感染症	アデノウイルス感染症	10回	イムノクロマト法	8分	目視判定	デンカ生研(株)
アデノウイルス抗原	クリアビュー アデノ	咽頭ぬぐい液又は角結膜ぬぐい液	感染症	アデノウイルス感染症	10回	イムノクロマト法	8分	目視判定	(株)三和化学研究所
アデノウイルス抗原	イムノカードST アデノウイルス II	角結膜ぬぐい液、咽頭ぬぐい液	感染症	アデノウイルス感染症	5回, 10回	イムノクロマト法	10分	目視判定	富士レビオ(株)
アデノウイルス抗原	エルナス アデノ [FR]	角結膜ぬぐい液、咽頭ぬぐい液	感染症	アデノウイルス感染症	10回	イムノクロマト法	10分	目視判定	富士レビオ(株)

4. 感染症関連検査　2）単品検査試薬（その2）

測定項目	試薬名	対象検体種	検査分野	主な対象疾患／臓器	試薬の測定回数	測定原理／方法	検査結果までの時間（TAT）	自動判定／目視判定	販売会社
アデノウイルス抗原	ディップスティック'栄研' アデノ	糞便	感染症	ウイルス性腸炎	20回	イムノクロマト法	17分	目視判定	栄研化学㈱
アデノウイルス抗原	イムノエース アデノ	鼻腔、咽頭、角結膜試液	感染症	咽頭・角結膜アデノウイルス感染	10回、30回、30回輸送スワブ	イムノクロマト法	10分	目視判定	製販元：㈱タウンズ、販売元：栄研化学㈱
アデノウイルス抗原	クリアビュー アデノ	咽頭ぬぐい液又は角結膜ぬぐい液	感染症	アデノウイルス感染症	10回	イムノクロマト法	約8分	目視判定	アリーアメディカル㈱
アデノウイルス抗原	スタットマーク アデノスティック	咽頭拭い液	感染症	アデノウイルス感染症	5回	イムノクロマト法	10分	目視判定	㈱カイノス
アデノウイルス抗原	イムノファインアデノ	咽頭拭い液	感染症	アデノウイルス感染症	10回	イムノクロマト法	1〜10分	目視判定	㈱ニチレイバイオサイエンス
ロタウイルス感染症、アデノウイルス抗原	イムノカードSD ロタ・アデノ	糞便	感染症	ロタウイルス感染症、アデノウイルス感染症、感染性胃腸炎	10回	イムノクロマト法	10〜20分	目視判定	富士レビオ㈱
ロタウイルス アデノウイルス	Rota/Adeno エグザマン スティック	便	感染症	ロタウイルス アデノウイルス	10回	イムノクロマト法	5〜10分	目視判定	日本ベクトン・ディッキンソン㈱
ロタウイルス抗原	ラビッドエスビー《ロタ》	糞便	感染症	ロタウイルス感染症	10回	イムノクロマト法	10分	目視判定	DSファーマバイオメディカル㈱
ロタウイルス抗原	イムノカードST ロタウイルス	糞便	感染症	ロタウイルス感染症、感染性胃腸炎	10回、30回	イムノクロマト法	10分	目視判定	富士レビオ㈱
ロタウイルス抗原	ディップスティック'栄研' ロタ	糞便	感染症	ロタウイルス感染症	20回	イムノクロマト法	17分	目視判定	栄研化学㈱
ノロウイルス抗原	ラビッドエスビー《ノロ》	糞便	感染症	ウイルス性腸炎	5	イムノクロマト法	10分	目視判定	DSファーマバイオメディカル㈱
ノロウイルス抗原	クイックナビ－ノロ2	排泄便、直腸便	感染症	ノロウイルス腸炎	10回	イムノクロマト法	15分	目視判定	デンカ生研㈱、大塚製薬
ノロウイルス抗原	イムノキャッチ－ノロ	糞便	感染症	ウイルス性腸炎	10回	イムノクロマト法	17分	目視判定	栄研化学㈱
HIV-1p24抗原、抗HIV-1抗体、抗HIV-2抗体	エスプライン HIV Ag/Ab	血清、血漿	感染症	ヒト免疫不全症ウイルス感染症	20回	イムノクロマト法	15分	目視判定	富士レビオ㈱
抗HIV-1及びHIV-2抗体	ダイナスクリーンHIV1/2	全血／血清／血漿	感染症	HIV感染症	100回／20回	イムノクロマト法	約15分	目視判定	アリーアメディカル㈱
HBs抗原	エスプライン HBsAg	血清	感染症	B型肝炎ウイルス感染症	20回	イムノクロマト法	15分	目視判定	富士レビオ㈱
抗HBs抗体	エスプライン HBsAb-N	血清	感染症	B型肝炎ウイルス感染症	20回	イムノクロマト法	15分	目視判定	富士レビオ㈱
クラミジアトラコマチス抗原	ラビッドエスビー《クラミジア》	子宮頸管拭い液（女性）初尿（男性）	感染症	性器クラミジア感染症	10回	イムノクロマト法	10分	目視判定	DSファーマバイオメディカル㈱
抗クラミドフィラ・ニューモニエIgM抗体	エルナス 肺炎クラミドフィラIgM	血清	感染症	肺炎クラミドフィラ感染症	10回	イムノクロマト法	10分（陽性は5分から）	目視判定	富士レビオ㈱
マイコプラズマ抗原	リボテスト マイコプラズマ	咽頭ぬぐい液	感染症	肺炎マイコプラズマ感染症	10回	イムノクロマト法	15分	目視判定	旭化成ファーマ㈱
抗マイコプラズマ抗体	イムノカード マイコプラズマ抗体	血清、血漿	感染症	肺炎マイコプラズマ感染症	30回	酵素免疫測定法	約9分	目視判定	富士レビオ㈱
A群ベータ溶血性連鎖球菌抗原	クイックビュー Dipstick Strep A	咽頭拭い液	感染症	A群ベータ溶血性連鎖球菌感染症	10回	イムノクロマト法	5分	目視判定	DSファーマバイオメディカル㈱
A群β溶血性連鎖球菌抗原	クイックナビ-StrepA	鼻腔吸引液、鼻腔拭い液、鼻汁鼻かみ液、咽頭拭い液	感染症	A群β溶血性連鎖球菌感染症	8分	イムノクロマト法	8分	目視判定	デンカ生研㈱、大塚製薬
A群β溶血性連鎖球菌抗原	ストレップAテストパック・プラスOBC	咽頭拭い液	感染症	A群β溶血性連鎖球菌感染症	20回	イムノクロマト法	5分	目視判定	㈱三和化学研究所
A群β溶血性連鎖球菌抗原	クリアビューEZ ストレップA	咽頭ぬぐい液	感染症	A群β溶血性連鎖球菌感染症	10回	イムノクロマト法	5分	目視判定	㈱三和化学研究所
A群β溶血性連鎖球菌抗原	イムノカードEX ストレップA	咽頭ぬぐい液	感染症	A群β溶血性連鎖球菌感染症	10回、25回	イムノクロマト法	5分	目視判定	富士レビオ㈱
A群β溶血性連鎖球菌抗原	エルナス ストレップA	咽頭ぬぐい液	感染症	A群β溶血性連鎖球菌感染症	10回	イムノクロマト法	5分	目視判定	富士レビオ㈱

4. 感染症関連検査　2）単品検査試薬（その3）

測定項目	試薬名	対象検体種	検査分野	主な対象疾患／臓器	試薬の測定回数	測定原理	方法	検査結果までの時間（TAT）	自動判定／目視判定	販売会社
A群β溶血性連鎖球菌	ディップスティック"栄研"ストレプトA	鼻腔、咽頭拭い	感染症	A群β溶血性連鎖球菌感染症	20回	イムノクロマト法	8分	目視判定	栄研化学(株)
A群β溶血性連鎖球菌抗原	BinaxNowストレップA	咽頭拭い液	感染症	A群β溶血性連鎖球菌感染症	12回	イムノクロマト法	約5分	目視判定	アリーアメディカル(株)
A群β溶血性連鎖球菌抗原	クリアビューEZ ストレップA	咽頭ぬぐい液	感染症	A群β溶血性連鎖球菌感染症	10回	イムノクロマト法	約5分	目視判定	アリーアメディカル(株)
A群ベータ溶血性連鎖球菌抗原	イムノファイン ストレップA	咽頭拭い液	感染症	A群ベータ溶血性連鎖球菌感染症	10回	イムノクロマト法	1～10分	目視判定	(株)三菱レイヨバイオサイエンス
A群ベータ溶血性連鎖球菌抗原	スタットマーク ストレップA	咽頭拭い液	感染症	A群ベータ溶血性連鎖球菌感染症	10回	イムノクロマト法	1～5分	目視判定	(株)カイノス
A群β溶血性連鎖球菌抗原	クリアビューEZ ストレップA	咽頭ぬぐい液	感染症	A群β溶血性連鎖球菌感染症	10回	イムノクロマト法	約5分	目視判定	アリーアメディカル(株)
C.ディフィシル トキシンB	イムノカード CDトキシンA&B	糞便	感染症	C.ディフィシル感染症、偽膜性大腸炎	25回	酵素免疫測定法	約15分	目視判定	富士レビオ(株)
クロストリジウム・ディフィシル抗原及び毒素（トキシンA及びトキシンB）	C.DIFF QUIK CHEKコンプリート	糞便	感染症	クロストリジウム・ディフィシル感染症	25回	酵素免疫測定法／イムノクロマト法	約30分	目視判定	アリーアメディカル(株)
ヘリコバクター・ピロリ抗原	イムノカードST HpSA	糞便	感染症	ヘリコバクター・ピロリ感染症	20回	イムノクロマト法	5分	目視判定	富士レビオ(株)
抗ヘリコバクター・ピロリIgG抗体	イムノカード H.ピロリ抗体	血清、血漿、全血	感染症	ヘリコバクター・ピロリ感染症	30回	酵素免疫測定法	約6～8分	目視判定	富士レビオ(株)
抗ヘリコバクターピロリ抗体の検出	ラピランH.ピロリ抗体スティック	尿	感染症	胃炎・胃がん	10回	金コロイド標識抗体を用いたイムノクロマト法	15分	目視判定	大塚製薬(株)、栄研化学(株)
尿中レジオネラニューモフィラ血清型1 LPS抗原	イムノキャッチ・レジオネラ	尿	感染症	レジオネラ症	10回	イムノクロマト法	16分	目視判定	栄研化学(株)
レジオネラニューモフィラ血清型1 LPS抗原	BinaxNOWレジオネラ	尿	感染症	レジオネラ感染症	12回	イムノクロマト法	約15分	目視判定	アリーアメディカル(株)
淋菌抗原	クリアビュー ゴノレア	子宮頸管擦過物、又は男性尿道擦過物	感染症	淋菌感染症	10回	イムノクロマト法	約10分	目視判定	アリーアメディカル(株)
TP抗体	エスプライン TP	血清、血漿	感染症	梅毒トレポネーマ・パリーダム	20回	イムノクロマト法	15分	目視判定	富士レビオ(株)
大腸菌O157抗原	イムノカードST E.coli O157	糞便、培養検体	感染症	病原性大腸菌O157感染症	30回	イムノクロマト法	10分	目視判定	富士レビオ(株)
肺炎球菌莢膜抗原	BinaxNow肺炎球菌	尿	感染症	肺炎球菌性肺炎	12回	イムノクロマト法	約15分	目視判定	アリーアメディカル(株)
プロカルシトニン	ブラームス PCT-Q	血清、血漿	感染症	敗血症（細菌性）	25回	イムノクロマト法	30分	目視判定（半定量）	和光純薬工業(株)

5. 心筋マーカー検査　1）装置／専用試薬システム

機器・試薬名	測定項目	対象検体種	検査分野	主な対象疾患/臓器**（特定できる場合）	装置の寸法/重量	バッテリー駆動の有無	試薬の測定回数	測定原理/方法	検査結果までの時間（TAT）	自動判定/目視判定	販売会社
コバス h232	心筋トロポニンT、ミオグロビン、Dダイマー、NT-proBNP、CK-MB	ヘパリン加全血	心筋マーカー	凝固・心筋マーカー	275×102×55mm/650g	有	ミオグロビン：20回、他項目：10回	イムノクロマト法	15分	自動判定	ロシュ・ダイアグノスティックス(株)
トリアージメーター	ミオグロビン、CKMB、トロポニンI、NT-proBNP、Dダイマー	全血、血漿	心筋マーカー	心臓疾患	190×225×70mm/約700g	有	25回	蛍光免疫測定法	約15分	自動判定	アリーアメディカル(株)
移動式免疫蛍光分析装置ションスポットリーダー	BNP	EDTA加全血	心筋マーカー	心不全・心臓	270×250×150mm/2100g	有	25回	蛍光免疫測定法	15分	自動	フクダ電子(株)

5. 心筋マーカー　2）単品試薬

機器・試薬名	測定項目	対象検体種	主な対象疾患	臓器	試薬の測定回数	測定原理/方法	検査結果までの時間（TAT）	自動判定/目視判定	販売会社
ラピチェック H-FABP	心臓由来脂肪酸結合蛋白	血液（全血）	急性心筋梗塞	急性心筋梗塞（急性期）	2回	イムノクロマト法	15分	目視判定	DSファーマバイオメディカル、ロシュ・ダイアグノスティックス(株)
トロップTセンシティブ	心筋トロポニンT	全血	急性心筋梗塞	急性心筋梗塞	5回	イムノクロマト法	15分	目視判定	(株)三和化学研究所

6. 炎症マーカー-CRP検査（単品試薬）

機器・試薬名	測定項目	対象検体種	検査分野	主な対象疾患・臓器等	装置の寸法/重量	バッテリー駆動の有無	試薬の測定回数	測定原理/方法	検査結果までの時間（TAT）	自動判定/目視判定	販売会社
CRPテスト[三和] (Latex)	C-反応性蛋白 (CRP)	血清、血漿	血漿蛋白	炎症、感染症等	133×185×12mm/600g	有	50回・100回	ラテックス凝集法	2分	自動判定	ラジオメーター
CRPテストA[三和]	C-反応性蛋白 (CRP)	血清、血漿、全血	血漿蛋白	炎症、感染症等	—	有	50回・100回	ラテックス凝集法	1分	目視判定	
CRPテストB[三和]	C-反応性蛋白 (CRP)	血清、血漿、全血	血漿蛋白	炎症、感染症等	157×188×155mm/1300g	—	50回	ラテックス凝集法	1分	目視判定	

7. 白血球数（装置／専用試薬システム）

	機器・試薬名	測定項目	対象検体種	検査分野	主な対象疾患・臓器	装置の寸法/重量	バッテリー駆動の有無	試薬の測定回数	測定原理/方法	検査結果までの時間（TAT）	自動判定/目視判定	販売会社
①	装置	HemoCue WBC アナライザ	白血球数	白血球数	キャピラリー全血、EDTA加全血	CBC（血液学）	感染症、炎症	133×185×12mm/600g	有	1式	染色カウント	3分未満	自動判定	ラジオメーター
	専用試薬	HemoCue WBC マイクロキュベット	白血球数	キャピラリー全血、EDTA加全血	CBC（血液学）	感染症、炎症	—	—	40回×4	染色カウント		目視判定	
②	装置	HemoCue WBC DIFF アナライザ	白血球数、白血球5分類	キャピラリー全血、EDTA加全血	CBC（血液学）	感染症、炎症	157×188×155mm/1300g	有	1式	パターン認識法	5分未満	自動判定	ラジオメーター
	専用試薬	HemoCue WBC マイクロキュベット	白血球数、5分類	キャピラリー全血、EDTA加全血	CBC（血液学）	感染症、炎症	—	—	25回×2	パターン認識法		目視判定	

8. 電解質検査

機器・試薬名	測定項目	対象検体種	検査分野	主な対象疾患／臓器	装置の寸法／重量	バッテリー駆動の有無	試薬の測定回数	測定原理／方法	検査結果までの時間（TAT）	自動判定／目視判定	販売会社
電解質測定器 STAX-5 inspire	cNa+, cK+, cCl−, cCa2+, cMg2+, pH, pCO2, Hct	血液（全血、血清、血漿）	電解質	電解質異常	95×215×86.5mm／15000g	有	専用カードで単回使用	cNa+：液膜型イオン選択性電極 cK+：液膜型イオン選択性電極 cCl−：液膜型イオン選択性電極 cCa2+：液膜型イオン選択性電極 cMg2+：液膜型イオン選択性電極 pH：改良Severinghaus型電極 pCO2：改良Severinghaus型電極 Hct：電気伝導度測定 方法 センサーカードに内蔵されている標準校正液及び検体導入口へ移動させ、各測定原理により測定項目を定量する。	60秒または180秒（測定項目により異なる）	自動判定	（株）テクノメディカ
富士ドライケム800	Na+, K+, Cl−	血清、血漿、全血、尿	電解質	電解質異常	19×28×11mm／2500g	無	専用カードで単回使用	ドライケミストリー（電極法）	約1分	自動判定	富士フイルムメディカル（株） 和光純薬工業（株）
Fingraph（フィングラフ）	Na（ナトリウム）, K（カリウム）	ヒト血液（全血、血清、血漿）	電解質	Na、K	82×170×65mm／530g	単三電池4本	専用カードで単回使用	イオン選択性電極法	1分	自動判定	大塚製薬（株）

9. 呼吸器機能検査

機器・試薬名	測定項目	対象検体種	検査分野	主な対象疾患／臓器	装置の寸法／重量	バッテリー駆動の有無	試薬の測定回数	測定原理／方法	検査結果までの時間（TAT）	自動判定／目視判定	販売会社
血液分析器 GASTAT-navi	pH, pCO2, pO2, Hct, cNa+, cK+, cCa2+	全血	血液ガス	呼吸器疾患	250×120×96mm／1400g	有	1回センサーカード1枚	測定原理 pH：液膜型イオン選択性電極 pCO2：改良Severinghaus型電極 pO2：改良Clark型電極 Hct：電気伝導度測定 cNa+：液膜型イオン選択性電極 cK+：液膜型イオン選択性電極 cCa2+：液膜型イオン選択性電極 方法 センサーカードの検体注入口から注入した血液検体が検体（動脈血）を電極部へ注入することで各測定項目を定量する。	最短165秒（検体注入後約45秒）	自動判定	（株）テクノメディカ

10. 経皮ガス検査

機器・試薬名	測定項目	対象検体種	検査分野	主な対象疾患／臓器	装置の寸法／重量	バッテリー駆動の有無	試薬の測定回数	測定原理／方法	検査結果までの時間（TAT）	自動判定／目視判定	販売会社
TCM4シリーズ TCM／TOSCA	tcpCO2, SpO2	経皮ガスモニター	生体検査	在宅酸素療法	308×230×160mm／4000g	無	1式	電極法	モニター装置	自動判定	ラジオメーター（株）
TCM4シリーズ TCM／CombiM	tcpCO2, tcpO2	経皮ガスモニター	生体検査	在宅酸素療法	308×230×160mm／4000g	無	1式	電極法	モニター装置	自動判定	ラジオメーター（株）

11. アンモニア検査

機器・試薬名	測定項目	対象検体種	主な対象疾患・臓器	検査分野	装置の寸法／重量	バッテリー駆動の有無	試薬の測定回数	測定原理／方法	検査結果までの時間（TAT）	自動判定／目視判定	販売会社
FDC100	アンモニア	血清、血漿、全血	肝疾患	生化学	190×280×110mm／2000g	無	50回	ドライケミストリー（比色法）	約2分	自視判定	富士フイルムメディカル(株)／和光純薬工業(株)

12. 血液凝固関連検査

機器・試薬名	測定項目	対象検体種	主な対象疾患・臓器	検査分野	装置の寸法／重量	バッテリー駆動の有無	試薬の測定回数	測定原理／方法	検査結果までの時間（TAT）	自動判定／目視判定	販売会社
COAG2N	PT、APTT、Fib、TB、HPT	全血・血漿	出血傾向	血液凝固	140×260×110mm／3000g	無	50回	粘稠＆散乱光法	10秒～5分	自動判定	和光純薬工業(株)
コアグチェックXS	PT-INR	全血	ワルファリン服用モニタリング	血液凝固	78×138×28mm／127g	有（単4 4本）	24回	電極法	2分	自動判定	エーディア(株)
コアグチェックXSプラス	PT-INR	全血	ワルファリン服用モニタリング	血液凝固	98×185×42mm／311g	有（単3 4本）	24回	電極法	2分	自動判定	エーディア(株)
INRatioテストメーター	全血中のプロトロンビン時間の測定	全血	経口抗凝固剤療法におけるモニタリング	血液凝固	151×74×46mm／約260g	有り	48回／12回	凝固法（電気抵抗法）	約1分	自動判定	アリーアメディカル(株)

13. 癌スクリーニング検査

機器・試薬名	測定項目	対象検体種	主な対象疾患・臓器	検査分野	装置の寸法／重量	バッテリー駆動の有無	試薬の測定回数	測定原理／方法	検査結果までの時間（TAT）	自動判定／目視判定	販売会社
OC-ヘモキャッチS'栄研'反応容器、付属品セット	糞便中ヘモグロビン定性	便	大腸がん診断の補助	便潜血			30回	イムノクロマト法	約35分	目視判定	栄研化学(株)

14. 妊娠診断

機器・試薬名	測定項目	対象検体種	検査分野	主な対象疾患・臓器	試薬の測定回数	測定原理・方法	検査結果までの時間（TAT）	自動判定／目視判定	販売会社
ゲスチェードST-Ⅱ	尿中ヒト絨毛性腺刺激ホルモン(hCG)の検出	尿	妊娠診断	妊娠診断の補助	5回／30回	金コロイド標識抗体イムノクロマト法	5分	目視判定	栄研化学(株)、製販元：(株)ニッポンジーン
GチェックCA・N	尿中ヒト絨毛性腺刺激ホルモン(hCG)の検出	尿	妊娠診断	妊娠補助診断	20回	金コロイド標識抗体イムノクロマト法	約2分	目視判定	ニプロ(株)

15. 超音波検査

機器・試薬名	測定項目	対象検体種	検査分野	主な対象疾患・臓器	装置の寸法／重量	バッテリー駆動の有無	試薬の測定回数	測定原理／方法	検査結果までの時間（TAT）	自動判定／目視判定	販売会社
BVI6100	残尿測定、尿量測定	―	超音波検査	神経因性膀胱、前立腺肥大症、過活動膀胱、排尿障害、蓄尿障害、膀胱	約310g	有り	―	Bモード連続超音波断層撮影法	約3秒	目視判定	シスメックス(株)

表2 在宅医療専門診療所又は支援診療所等に設置可能な検査装置とその専用試薬

1. 生化学/電解質マルチ項目検査
2. 血球計算/CRP検査

1. 生化学/電解質マルチ項目検査

機器・試薬名	測定項目	対象検体種	検査分野	装置の寸法/重量	測定原理/方法	検査結果までの時間(TAT)	自動判定/目視判定	販売会社
FUJI DRI-CHEM FDC7000 Z	生化学30項目 (酵素系10種：GGT, AST, ALT, CPK, LDH, ALP, AMYL, LAP, CKMB, CHE、一般化学15種：GLU, BUN, CRE, UA, TCHO, HDL, TG, TBIL, DBIL, Ca, IP, TP, ALB, NH3, Mg、電解質3種：Na, K, Cl), CRP, Hb	血清、血漿、尿	生化学	52×42×45cm/42000g	ドライケミストリー(比色法、電極法)	2min〜項目、数による	自動	富士フイルムメディカル㈱/和光純薬工業㈱
FUJI DRI-CHEM FDC7000i Z	生化学30項目 (酵素系10種：GGT, AST, ALT, CPK, LDH, ALP, AMYL, LAP, CKMB, CHE、一般化学15種：GLU, BUN, CRE, UA, TCHO, HDL, TG, TBIL, DBIL, Ca, IP, TP, ALB, NH3, Mg、電解質3種：Na, K, Cl), CRP, Hb			52×42×45cm/42000g	ドライケミストリー(比色法、電極法)	2min〜項目、数による	自動	富士フイルムメディカル㈱/和光純薬工業㈱
FUJI DRI-CHEM FDC4000	生化学30項目 (酵素系10種：GGT, AST, ALT, CPK, LDH, ALP, AMYL, LAP, CKMB, CHE、一般化学15種：GLU, BUN, CRE, UA, TCHO, HDL, TG, TBIL, DBIL, Ca, IP, TP, ALB, NH3, Mg、電解質3種：Na, K, Cl), CRP, Hb			41.5×39×29cm/22000g	ドライケミストリー(比色法、電極法)	2min〜項目、数による	自動	富士フイルムメディカル㈱
FUJI DRI-CHEM FDC4000i	生化学30項目 (酵素系10種：GGT, AST, ALT, CPK, LDH, ALP, AMYL, LAP, CKMB, CHE、一般化学15種：GLU, BUN, CRE, UA, TCHO, HDL, TG, TBIL, DBIL, Ca, IP, TP, ALB, NH3, Mg、電解質3種：Na, K, Cl), CRP, Hb			41.5×39×29cm/21000g	ドライケミストリー(比色法、電極法)	2min〜項目、数による	自動	富士フイルムメディカル㈱
FUJI DRI-CHEM FDC4000s	生化学27項目 (酵素系10種：GGT, AST, ALT, CPK, LDH, ALP, AMYL, LAP, CKMB, CHE、一般化学15種：GLU, BUN, CRE, UA, TCHO, HDL, TG, TBIL, DBIL, Ca, IP, TP, ALB, NH3, Mg)、CRP, Hb			41.5×39×29cm/20000g	ドライケミストリー(比色法)	2min〜項目、数による	自動	富士フイルムメディカル㈱
FUJI DRI-CHEM NX500	生化学30項目 (酵素系10種：GGT, AST, ALT, CPK, LDH, ALP, AMYL, LAP, CKMB, CHE、一般化学15種：GLU, BUN, CRE, UA, TCHO, HDL, TG, TBIL, DBIL, Ca, IP, TP, ALB, NH3, Mg、電解質3種：Na, K, Cl), CRP, Hb			47×36×42cm/25000g	ドライケミストリー(比色法、電極法)	2min〜項目、数による	自動	富士フイルムメディカル㈱
FUJI DRI-CHEM NX500i	生化学30項目 (酵素系10種：GGT, AST, ALT, CPK, LDH, ALP, AMYL, LAP, CKMB, CHE、一般化学15種：GLU, BUN, CRE, UA, TCHO, HDL, TG, TBIL, DBIL, Ca, IP, TP, ALB, NH3, Mg、電解質3種：Na, K, Cl), CRP, Hb			47×36×42cm/24000g	ドライケミストリー(比色法、電極法)	2min〜項目、数による	自動	富士フイルムメディカル㈱

2. 血球計算/CRP検査

機器・試薬名	測定項目	対象検体種	検査分野*	装置の寸法/重量	測定原理/方法	検査結果までの時間(TAT)	自動判定/目視判定	販売会社
自動血球計数CRP測定装置 Microsemi LC-767CRP	WBC, RBC, Hgb, HCT, MCV, MCH, MCHC, PLT, LYM#, LYM%, MON#, MON%, GRA#, GRA%, RDW, MPV, PCT, PDW, CRP	EDTA加全血、EDTA加血漿、血清	CBC+CRP	22.0×44.0×43.0cm/16000g	WBC, RBC, Hct, PLT：電気抵抗法 Hgb：比色法 CRP：ラテックス免疫比濁RATE法	4分	自動	アクタ電子㈱
自動血球計数CRP測定装置 Microsemi LC-687CRP	WBC, RBC, Hgb, HCT, MCV, MCH, MCHC, PLT, CRP	EDTA加全血、EDTA加血漿、血清	CBC+CRP	26.2×45.0×43.0cm/19000g	WBC, RBC, Hct, PLT：比色法 Hgb：比色法 CRP：ラテックス免疫比濁RATE法	4分	自動	アクタ電子㈱
自動CRP測定装置 LT-130	CRP	EDTA加全血、EDTA加血漿、血清	CRP	19.0×45.0×43.0cm/12000g	ラテックス免疫比濁RATE法	4分	自動	アクタ電子㈱
自動血球計数装置 Microsemi LC-660	WBC, RBC, Hgb, HCT, MCV, MCH, MCHC, PLT, LYM#, LYM%, MON#, MON%, GRA#, GRA%, RDW, MPV, PCT, PDW	EDTA加全血	CBC	26.2×45.0×43.0cm/17000g	WBC, RBC, Hct, PLT：電気抵抗法 Hgb：比色法	1分	自動	アクタ電子㈱
自動血球計数装置 Microsemi LC-661	WBC, RBC, Hgb, HCT, MCV, MCH, MCHC, PLT, LYM#, LYM%, MON#, MON%, GRA#, GRA%, RDW, MPV, PCT, PDW	EDTA加全血	CBC	26.2×45.0×43.0cm/20000g	WBC, RBC, Hct, PLT：電気抵抗法 Hgb：比色法	1分	自動	アクタ電子㈱

付) 製品製造販売会社一覧

企業名（五十音順）	本社住所	電話番号（代表）	ホームページ
アークレイ株式会社	〒604-8153 京都市中京区烏丸通四条上ル笋町689 京都御幸ビル10F	050-5527-9301	http://www.arkray.co.jp/index.html
アボットジャパン株式会社	〒108-6305 東京都港区三田3-5-27	03-455-1000	http://products.abbott.co.jp/company/profile.html
エーディア株式会社	〒101-0032 東京都千代田区岩本町1-10-6 TMMビル6階	03-3865-4311	http://www.eidia.co.jp/company/outline/
栄研化学株式会社	〒110-8408 東京都台東区台東4-19-9	03-5846-3305	http://www.eiken.co.jp/company/gaiyou.html
大塚製薬株式会社	〒101-8535 東京都千代田区神田司町2-9	03-6717-1400	http://www.otsuka.co.jp/company/overview/
株式会社カイノス	〒113-0033 東京都文京区本郷二丁目38番18号	03-3816-4123	http://www.kainos.co.jp/corpinfo/gaiyo.html
協和メデックス株式会社	〒104-6004 東京都中央区晴海1-8-10 晴海トリトンスクエア X-4F	03-6219-7600	http://www.kyowamx.co.jp/about/profile/
株式会社三和化学研究所	〒461-8631 愛知県名古屋市東区東外堀町35番地	052-951-8130	http://www.skk-net.com/corporate/sanwa/profile.html
シーメンスヘルスケア・ダイアグノスティクス株式会社	〒141-8673 東京都品川区大崎1-11-1 ゲートシティ大崎ウエストタワー	03-3493-7301	http://www.healthcare.siemens.co.jp/laboratory-diagnostics
塩野義製薬株式会社	〒541-0045 大阪市中央区道修町3丁目1番8号	06-6202-2161	http://www.shionogi.co.jp/company/outline/info/profile.html
シスメックス株式会社	〒651-0073 兵庫県神戸市中央区脇浜海岸通1丁目5番1号	078-265-0500	http://www.sysmex.co.jp/corporate/info/profile.html
DSファーマバイオメディカル株式会社	〒564-0063 大阪府吹田市江坂町2丁目1番43号 KYUHO江坂ビル8階	06-6337-5940	http://www.dspbio.co.jp/company
株式会社テクノメディカ	〒224-0041 横浜市都筑区仲町台5-5-1	045-948-1961	http://www.technomedica.co.jp/t01/outline/index.html
デンカ生研株式会社	〒103-8338 東京都中央区日本橋室町2丁目1番1号	03-6214-3231	http://denka-seiken.jp/company/company02.html
株式会社ニチレイバイオサイエンス	〒104-8402 東京都中央区築地六丁目19-20 ニチレイ東銀座ビル	03-3248-2208	http://www.nichirei.co.jp/bio/biosciences/index.html
ニプロ株式会社	〒531-8510 大阪市北区本庄西3丁目9番3号	0120-226-410	http://www.nipro.co.jp/corporate/
日本ベクトン・ディッキンソン株式会社	〒107-0052 東京都港区赤坂4-15-1 赤坂ガーデンシティ	0120-8555-90	http://www.bdj.co.jp/aboutbdj/113pro0000002th0.html
ノバ・バイオメディカル株式会社	〒108-0073 東京都港区三田3-13-16 三田43MTビル	03-5418-4141	http://www.novabiomedical.com/japan/
パナソニックヘルスケア株式会社	〒105-8433 東京都港区西新橋2丁目38番5号	03-5408-7290	http://www.panasonic-healthcare.com/jp/corporate
フクダ電子株式会社	〒113-8483 東京都文京区本郷3-39-4	03-3815-2121	http://www.fukuda.co.jp/company/
富士フイルム株式会社	〒107-0052 東京都港区赤坂9-7-3	03-6271-3111	http://www.fujifilm.co.jp/corporate/aboutus/outline/index.html
富士レビオ株式会社	〒163-0410 東京都新宿区西新宿2-1-1 新宿三井ビルディング	03-6279-0800	http://www.fujirebio.co.jp/company/profile.html
扶桑薬品工業株式会社	〒541-0045 大阪市中央区道修町一丁目7番10号	06-6231-6887	http://www.fuso-pharm.co.jp/cnt/company/gaiyo.html
株式会社堀場製作所	〒601-8510 京都市南区吉祥院宮の東町2	075-313-8121	http://www.horiba.com/jp/about-horiba/outlines/
ラジオメーター株式会社	〒140-0001 東京都品川区北品川4-7-35	03-4331-3500	http://www.radiometer.co.jp/ja-jp/ラジオメーターについて/会社概要
ロシュ・ダイアグノスティックス株式会社	〒105-0014 東京都港区芝2丁目6番1号	03-5443-7041	http://www.roche-diagnostics.jp/about/
和光純薬工業株式会社	〒540-8605 大阪市中央区道修町三丁目1番2号	06-6203-3741	http://www.wako-chem.co.jp/gaiyo/index.htm

索 引

アルファベット索引

ICT 47
POCT 29, 60

和名索引

●イ
意識障害 32

●オ
往診料 21

●キ
機能強化型在宅療養支援診療所 10
機能強化型在宅療養支援病院 10

●ケ
血糖自己測定装置 30
検査項目に合った採血管 52
検体の保存時間 56

●サ
採血検体の保存方法 54
採血法の注意点 57
最期を迎える場所 4
在宅医療の4要素 5
在宅医療の体制 6
在宅患者訪問診療料 21
在宅緩和ケア充実診療所加算 17
在宅緩和ケア充実病院加算 17
在宅時医学総合管理料 12, 19
在宅療養支援診療所 9

●シ
施設入居時等医学総合管理料 12, 20

●チ
地域医療構想 2
地域包括ケア 2

●ニ
日内変動 53

●マ
慢性心不全 32

在宅医療チームのための臨床検査

定価　本体2,000円（税別）

平成28年 7月31日　　発　行
平成29年 9月15日　　第2刷発行
平成29年10月10日　　第3刷発行

監　修　　臨床検査振興協議会
発行人　　武田　正一郎
発行所　　株式会社　じほう

　　　　101-8421　東京都千代田区神田猿楽町1-5-15（猿楽町SSビル）
　　　　電話　編集　03-3233-6361　販売　03-3233-6333
　　　　振替　00190-0-900481
　　　　＜大阪支局＞
　　　　541-0044　大阪市中央区伏見町2-1-1（三井住友銀行高麗橋ビル）
　　　　電話　06-6231-7061

©2016　　　　　組版　（株）シンクス　　　印刷　シナノ印刷（株）
Printed in Japan

本書の複写にかかる複製，上映，譲渡，公衆送信（送信可能化を含む）の各権利は株式会社じほうが管理の委託を受けています。

JCOPY ＜(社)出版者著作権管理機構　委託出版物＞
本書の無断複製は著作権法上での例外を除き禁じられています。
複製される場合は，そのつど事前に，(社)出版者著作権管理機構（電話 03-3513-6969，FAX 03-3513-6979，e-mail：info@jcopy.or.jp）の許諾を得てください。

万一落丁，乱丁の場合は，お取替えいたします。
ISBN 978-4-8407-4877-3